U0207163

当代中医专科专病诊疗大系

肥胖病诊疗全书

主　审　　王之虹　王富春

主　编　　王　龙　庞国明　郑仁东

中国健康传媒集团

中国医药科技出版社

内 容 提 要

　　全书结合西医学对肥胖病的认识，系统总结梳理了中医药诊治肥胖病的特点和经验。全书分为基础篇、临床篇、附录三部分，基础篇主要介绍了肥胖病的相关理论知识，临床篇详细介绍了肥胖病及其相关疾病的诊治，可为临床医生诊断治疗肥胖病提供有价值的参考，附录为临床常用检查参考值及开设肥胖专病专科应注意的问题。全书内容丰富，言简意赅，重点突出，具有极高的学术价值和实用价值，适合中医临床工作者学习阅读参考。

图书在版编目（CIP）数据

肥胖病诊疗全书 / 王龙，庞国明，郑仁东主编 . —北京：中国医药科技出版社，2024.1
（当代中医专科专病诊疗大系）
ISBN 978-7-5214-4180-2

Ⅰ . ①肥… 　Ⅱ . ①王… ②庞… ③郑… 　Ⅲ . ①肥胖病—中医诊断学 ②肥胖病—中医治疗法 　Ⅳ . ① R259.892

中国国家版本馆 CIP 数据核字（2023）第 200767 号

美术编辑 　陈君杞
版式设计 　也 　在

出版　**中国健康传媒集团** | 中国医药科技出版社
地址　北京市海淀区文慧园北路甲 22 号
邮编　100082
电话　发行：010-62227427　邮购：010-62236938
网址　www.cmstp.com
规格　787 × 1092mm $\frac{1}{16}$
印张　12 $\frac{1}{4}$
字数　370 千字
版次　2024 年 1 月第 1 版
印次　2024 年 1 月第 1 次印刷
印刷　北京盛通印刷股份有限公司
经销　全国各地新华书店
书号　ISBN 978-7-5214-4180-2
定价　**145.00 元**

获取新书信息、投稿、为图书纠错，请扫码联系我们。

《当代中医专科专病诊疗大系》
编 委 会

1

朱恪材	朱章志	朱智德	乔树芳	任 文	刘 明
刘 洋	刘 辉	刘三权	刘仁毅	刘世恩	刘向哲
刘杏枝	刘佃温	刘建青	刘建航	刘树权	刘树林
刘洪宇	刘静生	刘静宇	闫金才	闫清海	闫惠霞
许凯霞	孙文正	孙文冰	孙永强	孙自学	孙英凯
纪春玲	严 振	苏广兴	李 军	李 扬	李 玲
李 洋	李 真	李 萍	李 超	李 婷	李 静
李 蔚	李 慧	李 鑫	李小荣	李少阶	李少源
李永平	李延萍	李华章	李全忠	李红哲	李红梅
李志强	李启荣	李昕蓉	李建平	李俊辰	李恒飞
李晓雷	李浩玮	李燕梅	杨 荣	杨 柳	杨 楠
杨克勤	连永红	肖 伟	吴 坚	吴人照	吴志德
吴启相	吴维炎	何庆勇	何春红	冷恩荣	沈 璐
宋剑涛	张 芳	张 侗	张 挺	张 健	张文富
张亚军	张国胜	张建伟	张春珍	张胜强	张闻东
张艳超	张振贤	张振鹏	张峻岭	张理涛	张琼瑶
张攀科	陆素琴	陈 白	陈 秋	陈太全	陈文一
陈世波	陈忠良	陈勇峰	邵丽黎	武 楠	范志刚
林 峰	林佳明	杭丹丹	卓 睿	卓进盛	易铁钢
罗 建	罗试计	和艳红	岳 林	周天寒	周冬梅
周海森	郑仁东	郑启仲	郑晓东	赵 琰	赵文霞
赵俊峰	赵海燕	胡天赤	胡汉楚	胡穗发	柳忠全
姜树民	姚 斐	秦蔚然	贾虎林	夏淑洁	党中勤
党毓起	徐 奎	徐 涛	徐林梧	徐雪芳	徐寅平
徐寒松	高 楠	高志卿	高言歌	高海兴	高铸烨
郭乃刚	郭子华	郭书文	郭世岳	郭光昕	郭欣璐
郭泉滢	唐红珍	谈太鹏	陶弘武	黄 菲	黄启勇
梅荣军	曹 奕	崔 云	崔 菲	梁 田	梁 超
寇绍杰	隆红艳	董昌武	韩文朝	韩建书	韩建涛
韩素萍	程 源	程艳彬	程常富	焦智民	储浩然

曾凡勇　曾庆云　温艳艳　谢卫平　谢宏赞　谢忠礼

靳胜利　雷　烨　雷　琳　鲍玉晓　蔡文绍　蔡圣朝

臧　鹏　翟玉民　翟纪功　滕明义　魏东华

编　　委（按姓氏笔画排序）

丁　蕾　丁立钧　于　秀　弓意涵　马　贞　马玉宏

马秀萍　马青侠　马茂芝　马绍恒　马晓冉　王　开

王　冰　王　宇　王　芳　王　丽　王　辰　王　明

王　凯　王　波　王　珏　王　科　王　哲　王　莹

王　桐　王　夏　王　娟　王　萍　王　康　王　琳

王　晶　王　强　王　稳　王　鑫　王上增　王卫国

王天磊　王玉芳　王立春　王兰柱　王圣治　王亚莉

王成荣　王伟莉　王红梅　王秀兰　王国定　王国桥

王国辉　王忠志　王育良　王泽峰　王建菊　王秋华

王彦伟　王洪海　王艳梅　王素利　王莉敏　王晓彤

王银姗　王清龙　王鸿燕　王琳樊　王瑞琪　王鹏飞

王慧玲　韦　溪　韦中阳　韦华春　毛书歌　孔丽丽

双振伟　甘陈菲　艾春满　石国令　石雪枫　卢　昭

卢利娟　卢桂玲　叶　钊　叶　林　田丽颖　田静峰

史文强　史跃杰　史新明　冉　靖　丘　平　付　瑜

付永祥　付保恩　付智刚　代立嫒　代会容　代珍珍

代莉娜　白建乐　务孔彦　冯　俊　冯　跃　冯　超

冯丽娜　宁小琴　宁雪峰　司徒小新　皮莉芳　刑益涛

邢卫斌　邢承中　邢彦伟　毕宏生　吕　雁　吕水林

吕光霞　朱　保　朱文胜　朱盼龙　朱俊琛　任青松

华　刚　伊丽娜　刘　羽　刘　佳　刘　敏　刘　嵘

刘　颖　刘　熠　刘卫华　刘子尧　刘红灵　刘红亮

刘志平　刘志勇　刘志群　刘杏枝　刘作印　刘顶成

刘宗敏　刘春光　刘素云　刘晓彦　刘海立　刘海杰

刘继权　刘鹤岭　齐　珂　齐小玲　齐志南　闫　丽

闫慧青　关运祥　关慧玲　米宜静　江利敏　江铭倩

3

汤建光	汤艳丽	许亦	许蒙	许文迪	许静云
农小宝	农永栋	阮志华	孙扶	孙畅	孙成铭
孙会秀	孙治安	孙艳淑	孙继建	孙绪敏	孙善斌
杜鹃	杜云波	杜欣冉	杜梦冉	杜跃亮	杜璐瑶
李伟	李柱	李勇	李铁	李萌	李梦
李霄	李馨	李丁蕾	李又耕	李义松	李云霞
李太政	李方旭	李玉晓	李正斌	李帅垒	李亚楠
李传印	李军武	李志恒	李志毅	李杨林	李丽花
李国霞	李钍华	李佳修	李佩芳	李金辉	李学军
李春禄	李茜羽	李晓辉	李晓静	李家云	李梦阁
李彩玲	李维云	李雯雯	李鹏超	李鹏辉	李满意
李增变	杨丹	杨兰	杨洋	杨文学	杨旭光
杨旭凯	杨如鹏	杨红晓	杨沙丽	杨国防	杨明俊
杨荣源	杨科朋	杨俊红	杨济森	杨海燕	杨蕊冰
肖育志	肖耀军	吴伟	吴平荣	吴进府	吴佐联
员富圆	邱彤	何苗	何光明	何慧敏	佘晓静
辛瑶瑶	汪青	汪梅	汪明强	沈洁	宋震宇
张丹	张平	张阳	张苍	张芳	张征
张挺	张科	张琼	张锐	张大铮	张小朵
张小林	张义龙	张少明	张仁俊	张欠欠	张世林
张亚乐	张先茂	张向东	张军帅	张观刚	张克清
张林超	张国妮	张咏梅	张建立	张建福	张俊杰
张晓云	张雪梅	张富兵	张腾云	张新玲	张燕平
陆萍	陈娟	陈密	陈子扬	陈丹丹	陈文莉
陈央娣	陈立民	陈永娜	陈成华	陈芹梅	陈宏灿
陈金红	陈海云	陈朝晖	陈强松	陈群英	邵玲玲
武改	苗灵娟	范宇	林森	林子程	林佩芸
林学英	林学凯	尚东方	呼兴华	罗永华	罗贤亮
罗继红	罗瑞娟	周双	周全	周丽	周剑
周涛	周菲	周延良	周红霞	周克飞	周丽霞

周解放　岳彩生　庞　鑫　庞国胜　庞勇杰　郑　娟
郑　程　郑文静　郑雅方　单培鑫　孟　彦　赵　阳
赵　磊　赵子云　赵自娇　赵庆华　赵金岭　赵学军
赵晨露　胡　斌　胡永昭　胡欢欢　胡英华　胡家容
胡雪丽　胡筱娟　南凤尾　南秋爽　南晓红　侯浩强
侯静云　俞红五　闻海军　娄　静　娄英歌　宫慧萍
费爱华　姚卫锋　姚沛雨　姚爱春　秦　虹　秦立伟
秦孟甲　袁　玲　袁　峰　袁帅旗　聂振华　栗　申
贾林梦　贾爱华　夏明明　顾婉莹　钱　莹　徐艳芬
徐继国　徐鲁洲　徐道志　徐耀京　凌文津　高　云
高美军　高险峰　高嘉良　高韶晖　郭士岳　郭存霞
郭伟杰　郭红霞　郭佳裕　郭晓霞　唐桂军　桑艳红
接传红　黄　姗　黄　洋　黄亚丽　黄丽群　黄河银
黄学勇　黄俊铭　黄雪青　曹正喜　曹亚芳　曹秋平
龚长志　龚永明　崔伟峰　崔凯恒　崔建华　崔春晶
崔莉芳　康进忠　阎　亮　梁　伟　梁　勇　梁大全
梁亚林　梁增坤　彭　华　彭丽霞　彭贵军　葛立业
葛晓东　董　洁　董　赟　董世旭　董俊霞　董德保
蒋　靖　蒋小红　韩圣宾　韩红卫　韩丽华　韩柳春
覃　婕　景晓婧　稀　朋　程　妍　程爱俊　程常福
曾永蕾　谢圣芳　靳东亮　路永坤　詹　杰　鲍陶陶
解红霞　窦连仁　蔡国锋　蔡慧卿　裴　晗　裴琛璐
廖永安　廖琼颖　樊立鹏　滕　涛　潘文斌　薛川松
魏　佳　魏　巍　魏昌林　瞿朝旭

编撰办公室主任　高　泉　王凯锋

编撰办公室副主任　王亚煌　庞　鑫　张　侗　黄　洋

编撰办公室成员　高言歌　李方旭　李丽花　许　亦　李　馨
李亚楠

《肥胖病诊疗全书》
编委会

坚持中医思维　彰显特色优势
提高临床疗效　服务人民健康

王　序

中医药学是中华民族的伟大创造，是中国古代科学的瑰宝，也是打开中华文明宝库的钥匙，为中华民族的繁衍生息作出了巨大贡献。党和政府历来高度重视中医药工作，特别是党的十八大以来，以习近平同志为核心的党中央把中医药工作摆在了更加突出的位置，中医药改革发展取得了显著成绩。2019 年 10 月 20 日发布的《中共中央 国务院关于促进中医药传承创新发展的意见》指出，传承创新发展中医药是新时代中国特色社会主义事业的重要内容，是中华民族伟大复兴的大事，对于坚持中西医并重，打造中医药和西医药相互补充协调发展的中国特色卫生健康发展模式，发挥中医药原创优势、推动我国生命科学实现创新突破，弘扬中华优秀传统文化、增强民族自信和文化自信，促进文明互鉴和民心相通、推动构建人类命运共同体具有重要意义。

传承创新发展中医药，必须发挥中医药在维护和促进人民健康中的重要作用，彰显中医药在疾病治疗中的独特优势。中医专科专病建设是坚持中医原创思维，突出中医药特色优势，提高临床疗效的重要途径和组成部分。长期以来，国家中医药管理局高度重视和大力推动中医专科专病的建设，从制定中长期发展规划到重大项目、资金安排，都将中医专科专病建设作为重要任务和重点工作进行安排部署，并不断完善和健全管理制度与诊疗规范。经过中医药界广大专家学者和中医医务工作者长期不懈的努力，全国中医专科专病建设取得了显著的成就。

实践表明：专科专病建设是突出中医药特色优势，遵循中医药自身发展规律和前进方向的重要途径；是打造中医医院核心竞争力，实现育名医、建名科、塑名院之"三名"战略的必由之路；是提升临床疗效和诊疗水平的重要手段；是培养优秀中医临床人才，打造学科专科优秀团队的重要平台；是推动学术传承创新、提升科研能力水平、促进科技成果转化的重要途径；是各级中医医院、中西医结合医院提升社会效益和经济效益的有效举措。

事实证明：中医专科专病建设的学术发展、传承创新、经验总结和推广应用，对建设综合服务功能强、中医特色突出、专科优势明显的现代中医医院和中医专科医院，建设国家中医临床研究基地，创建国家和区域中医（专科）诊疗中心及中西医结合旗舰医院，提升基层中医药特色诊疗水平和综合服务能力等方面都发挥着不可替代的基础保障和重要支撑作用。

《中共中央 国务院关于促进中医药传承创新发展的意见》对彰显中医药在疾病治疗中的优势，加强中医优势专科专病建设作出了规划和部署，强调要做优做强骨伤、肛肠、儿科、皮科、妇科、针灸、推拿以及心脑血管病、肾病、周围血管病、糖尿病等专科专病，要求及时总结形成诊疗方案，巩固扩大优势，带动特色发展，并明确提出用 3 年左右时间，筛选 50 个中医治疗优势病种和 100 项适宜技术等任务要求。2022 年 3 月国务院办公厅发布的《"十四五"中医药发展规划》也强调指出，要开展国家优势专科建设，以满足重大疑难疾病防治临床需求为导向，做优做强骨伤、肛肠、儿科、皮肤科、妇科、针灸、推拿及脾胃病、心脑血管病、肾病、肿瘤、周围血管病、糖尿病等中医优势专科专病。要制定完善并推广实施一批中医优势病种诊疗方案和临床路径，逐步提高重大疑难疾病诊疗能力和疗效水平。可以说《当代中医专科专病诊疗大系》（以下简称《大系》）的出版，是在促进中医药传承创新发展的新形势下应运而生，恰逢其时，也是贯彻落实党中央国务院决策部署的具体举措和生动实践。

《大系》是由享受国务院政府特殊津贴专家、全国第六批老中医药学术继承指导老师、全国名中医，第十三届和十四届全国人大代表庞国明教授发起，并组织全国中医药高等院校和相关的中医医疗、教学科研机构 1000 余名临床各科专家学者共同编著。全体编著者紧紧围绕国家中医药事业发展大局，根据国家和区域中医专科医疗中心建设、国家重点中医专科建设，以及省、市、县中医重点与特色专科建设的实际需要，坚持充分"彰显中医药在疾病治疗中的优势"，坚持"突出中医思维，彰显特色主线，立足临床实用，助提专科内涵，打造品牌专科集群"的编撰宗旨。《大系》共30个分册，由包括国医大师和院士在内的多位专家学者分别担任自己最擅长的专科专病诊疗全书的主审，为各分册指迷导津、把关定向。由包括全国名中医、岐黄学者在内的100多位各专科领域的学科专科带头人分别担任各分册主编。经过千余名专家学者异域同耕，历尽艰辛，寒暑不辍，五载春秋，终于成就了《大系》。《大系》的隆重出版不仅是中医特色专科专病建设的一大成果，也是中医药传承精华，守正创新进程中的一件大事，承前启后，继往开来，难能可贵，值得庆贺！

在2020年"全国两会"闭幕后，庞国明同志将《大系》的编写大纲、体例及《糖尿病诊疗全书》等书稿一并送我，并邀我写序。我不是这方面的专家，也未能尽览《大系》的全稿，但作为多年来推动中医专科专病建设的参与者和见证人，仅从大纲、体例、样稿及部分分册书稿内涵质量看，《大系》坚持了持续强化中医思维和中医专科专病特色优势的宗旨，突出了坚持提高临床疗效和诊疗水平及注重实践、实际、实用的原则。尽管我深知中医专科专病建设仍然不尽完善，做优做强专科专病依然任重道远。但我相信，《大系》的出版必将为推动我国的中医专科专病建设和进一步彰显中医药在疾病治疗中的独特优势，为充分发挥中医药在维护和促进人民健康中的重要作用，产生重大而深远的影响。

故乐以此为序。

国家中医药管理局原局长
第六届中华中医药学会会长　王国强

2023 年 3 月 18 日

陈 序

由我国优秀的中医学家、全国名中医庞国明教授等一批富有临床经验的中医药界专家们共同协力合作，以传承精华、守正创新为宗旨，以助力国家中医专科医学中心、专科医疗中心、专科区域诊疗中心、优势专科、重点专科、特色专科建设为目标，编撰并将出版的这套《当代中医专科专病诊疗大系》丛书（以下简称《大系》），是在 2000 年、2016 年由中国医药科技出版社出版《大系》第一版、第二版的基础上，以服务于当今中医专科专病建设、突出中医特色、强化中医思维、彰显中医专科优势为出发点和落脚点，对原书进行了修编补充、拾遗补阙、完善提升而成的，丛书名由第一版、第二版的《中国中西医专科专病临床大系》更名为《当代中医专科专病诊疗大系》。其内容涵盖了内科、外科、妇科、儿科、急诊、皮肤以及骨科、康复、针灸等 30 个学科门类，实属不易！

该丛书的特点，主要体现在学科门类较为齐全，紧密结合专科专病建设临床实际需求，融古贯今，承髓纳新，突出中医特色，既尊重传统，又与时俱进，吸收新进展、新理论和新经验，是一套理论联系实际、贴合临床需要，可供中医、中西医结合临床、教学、科研参考应用的一套很好的工具书，很是可贵，值得推荐。

今国明教授诚邀我在为《大系》第一版、第二版所写序言基础上，为新一版《大系》作序，我认为编著者诸君在中华中医药学会常务理事兼慢病分会主任委员、中国中医药研究促进会专科专病建设工作委员会会长庞国明教授的带领下，精诚团结、友好合作，艰苦努力多年，立足中医专科专病建设，服务于临床诊疗，很接地气，完成如此庞大巨著，实为不可多得，难能可贵，爱乐为之序。

中国科学院院士
国医大师 陈可冀

2023 年 9 月 1 日

王 序

　　传承创新发展中医药，是新时代中国特色社会主义事业的重要内容，《中共中央 国务院关于促进中医药传承创新发展的意见》明确指出"彰显中医药在疾病治疗中的优势，加强中医优势专科建设"。因此，对中医专科专病临床研究进行系统整理、加以提高，以窥全貌，就显得十分重要。

　　2000 年，以庞国明主任医师、林天东国医大师等共同担任总主编，组织全国 1000 余位临床专家编撰的《中国中西医专科专病临床大系》发行海内外，影响深远。二十年过去，国明主任医师再次牵头启动《大系》修编工程，以"传承精华，守正创新"为宗旨，以助力建设国家、省、市、县重点专科与特色专科为目标，丰富更新了大量内容和取得的成就，反映了中医专科研究与发展的进程，具有较强的时代性、实用性，并将书名易为《当代中医专科专病诊疗大系》，凡三十个分册，每册篇章结构，栏目设计令人耳目一新。

　　学无新，则无以远。这套书立意明确，就其为专科专病建设而言，无疑对全国中医、中西医结合之临床、教学、科研工作，具有重要的参考意义。编书难，编大型专著尤难，编著者们在繁忙的医疗、教学、科研工作之余，倾心打造的这部巨著必将功益杏林，更希望这部经过辛勤汗水浇灌的杏林之树（书）"融会新知绿荫蓬，今年总胜去年红"。中医之学路迢迢，莫负春光常追梦，当惜佳时再登高。

中国工程院院士

国医大师 王琦

北京中医药大学终身教授

2023 年 7 月 20 日于北京

打造中医品牌专科　带动医院跨越发展
——代前言

"工欲善其事，必先利其器。"同样，肩负着人民生命健康和健康中国建设重任的中医、中西医结合工作者，也必当首先要有善其事之利器，即过硬的诊疗技术和解除亿万民众病痛的真本领。《当代中医专科专病诊疗大系》丛书（以下简称《大系》），就是奉献给广大中医、中西医结合专科专病建设和临床诊疗工作者"利器"的载体。期望通过她的指迷导津、方向引领，把专科建设和临床诊疗效果推向一个更加崭新的阶段；期望通过向她的问道，把自己工作的专科专病科室，打造成享誉当地乃至国内外的品牌专科，实施品牌专科带动战略、促助医院跨越式发展，助力中医药事业振兴发展。

专科专病科室是相对于传统模式下的大内科、大外科等科室名称而言的。应当指出的是，专科专病科室亦不是当代人的发明，早在《周礼·天官冢宰》就有"凡邦之有疾病者……则使医分而治之"。"分而治之"就是让精于专科专病研究的医生去分别诊疗。因此，设有"食医""疾医""疡医"等专科医生，只不过是没把"专科专病"诊疗分得那么细和进行广泛宣传罢了。从历代医家著述和学术贡献看，亦可以说张仲景、华佗、叶天士等都是专科专病的诊疗大家。因仲景擅伤寒、叶天士擅温病、华佗擅"开颅术"等，后世与近代的医学家们更是以擅治某病而誉满华夏，如焦树德擅痹病、任继学擅脑病等。因此，诸多名医先贤大家们多是专科专病诊疗的行家里手。

那么，进入 21 世纪以来，为什么说加强中医专科专病建设的呼声一浪高过一浪呢？究其原因大致有四：

首先是振兴中医事业发展、突出中医特色优势的需要。20 世纪 80 年代以后的中医界提出振兴中医的口号，国家也制定了相应的政策，中医事业得到了快速发展。但需要做的事还有很多很多。通过专科专病建设，可以培育、造就一大批高水平的中医、中西医结合专业人才，突出中医特色，总结实用科学的临床经验，推动中医、中西医结合专科专病的深入研究，助力中医药事业振兴发展！

第二是促进中西医协同、开拓医疗新领域的需要。中医、西医、中西医结合是健康中国建设中的三支主要力量，尽管中西医结合在某些领域和某些课题的研究方面取得了一些重大成就和进展，但仍存在着较浅层次"人为"结合的现象，而深层次的基础医学、临床医学等有机结合方面还有大量工作要做。同时，由于现在一些医院因人、财、物等条件的限制，也很难全面开展中西医结合的研究和临床实践。而通过开展专科专病建设，从某些病的基础、临床、药物等系统研究着手，或许将成为开展中西医协同、中西医结合的突破口，逐步建立起基于实践、符合实际的中西医协同、中西医结合的诊疗新体系，以开拓中医、中西医结合临床、教学、科研工作的新领域，实现真正意义上的中西医协同、中西医结合。

第三是服务于健康中国建设和人民大众对中医优质医疗日益增长新要求的需要。随着经济社会的发展和现代科学技术的进步，传统的医疗模式已满足不了人民群众医疗保健的需要，广大民众更加渴望绿色的、自然的、科学的、高效的和经济便捷的传统中医药。因此，开展中医专科专病诊疗，可以引导病人的就医趋向，便于病人得到及时、精准、有效的诊治；专科专病科室的开设，易于积累临床经验、聚焦研究方向、多出研究成果，必将大大促进中医医疗、医药、器械研发的进程，加快满足人民群众对中医药日益增长的医疗保健需求的步伐。

第四是提高两个效益的需要。目前有不少中医、中西医结合医院，尤其是市、县（区）级中医院，在当代医疗市场的激烈竞争中显得"神疲乏力"、缺少建设与发展中的"精气神"，竞争不强的原因虽然是多方面的，但没有专科特色、没有品牌专科活力是其重要的原因之一。"办好一个专科，救活一家医院，带动跨越发展"，已被许许多多中医、中西医医院的实践所证实。可以说，没有品牌专科的医院，是不可能成为快速发展的医院，更不可能成为有特色医院的。加强专科专病建设的实践表明：通过办好专科专病科室，能够快速彰显医院的专业优势与特色优势；能够快速提高医院的知名度，形成品牌影响力；能够快速带动医院经济效益和社会效益的提升；能够快速带动和促进医院的跨越式发展。

有鉴于上述四点，《大系》丛书，应运而生、神采问世，冀以成为全国中医、中西医结合专科专病建设工作者的良师益友。

《大系》篇幅宏大，内容精博，内涵深邃，覆盖面广，共 30 个分册。每分册分基础篇、临床篇和附录三大部分。基础篇主要对该专科专病国内外研究现状、诊疗进展以及提高临床疗效的思路方法等进行了全面阐述；临床篇是每分册的核心，以病为纲，分列条目，每个病下设病因病机、临床诊断、鉴别诊断、临床治疗、预后转归、预防调护、专方选要、研究进展等栏目，辨证论治、理法方药一线贯穿，使中医专科专病的诊疗系统化、规范化、特色化；附录介绍临床常用检查参考值和专科建设的注意事项（数字资源），对读者临床诊疗具有重要参考价值。

《大系》新全详精，实用性强。参考国内外书籍、杂志等达十万余册，涉及方药数万种，名医论点有出处，方药选择有依据，多有临床验证和研究报告，详略有序，条理清晰，充分反映了当代中医、中西医结合专科专病的临床实践和研究成果概况，其中不乏知名专家的精辟论述、新创方药和作者的独到见解。为了保持其原貌，《大系》各分册中所收集的古方、验方等凡涉及国家规定的稀有禁用中药没有做删改，特请读者在实际使用时注意调换药物，改换替代药品，执行国家有关法规。

本《大系》业已告竣，她是国内 1000 余位专家、学者、编者辛苦劳动的成果和智慧的结晶。她的出版，必将对弘扬祖国中医药学，开展中医、中西医结合专科专病建设，深入开展中医、中西医结合之医疗、教学、科研起到积极的推动作用，并为中医药事业的传承精华、守正创新和人类的医疗卫生保健事业做出积极贡献。

鉴于该《大系》编著带有较强的系统性、艰巨性、广泛性以及编者的认知差别，书中难免存在一些问题，真诚希望读者朋友不吝赐教，以便修订再版。

庞国明

2023 年 7 月 20 日于北京

编写说明

　　随着当今社会经济的发展和人类生活水平的提高，肥胖病已经成为我国现代流行的疾病之一，用中医治疗肥胖病的需求日益增多。为配合我国中医专科专病建设，我们受《当代中医专科专病诊疗大系》编委会委托，编撰了这本《肥胖病诊疗全书》。虽经国内外大量研究，中医治疗肥胖病的相关领域已取得较大进步，但尚未满足人们对健康的迫切需求，故集有志之同道，殚精竭虑，搜罗古今，汇集成书，以期于医者有所裨益，于患者有所帮助。

　　本书遵循中医辨证论治规律，并通过对古籍文献的整理，对各医家治疗经验的总结，结合西医学诊疗方法，对肥胖病的发病机制、诊断、调护、治疗等方面进行总结。本书博采众长，数易其稿，汇聚了国内外对肥胖的研究成果，以期满足临床医生对肥胖病治疗的需求。

　　全书分为十六章和附录部分，集历代医家、古籍所载治疗肥胖之方法，其中包含内、外、妇、儿等各科的中西医认识以及药物治疗、导引术等多种治疗方法，择其善者，取其验者，予以整理。在编写中首先依据《灵枢》《素问》之要旨，以其为诊疗理论之基石；其次参《神农本草经》《伤寒论》《金匮要略》等之方药，以其为指导临床用药之资本；借《饮膳正要》等，以其为餐饮之方法；佐以道家导引之韵旨，以其为养生减脂之道；取近代营养理论之精华，以其为合理膳食之辅。本着古为今用之原则，结合各家诊疗之法，进行整理编撰，终成此稿。

　　需要说明的是，为保留方剂原貌，书中部分收集的方剂涉及犀角、虎骨等现代临床已禁用中药，未予修改，临床使用时应选择相应的替代品。此外，还有一些方剂运用了古代剂量单位或有毒药物，现代临床应用时需参考《中华人民共和国药典》用药要求及患者实际身体情况，斟酌用量，灵活谨慎使用。

　　本书以推广临床应用为目的，力求简明扼要，力求为肥胖病专病专科工作者、基层肥胖病专科医师、社区卫生服务人员、肥胖病患者服务，为增强中医肥胖病专病专科的核心竞争力，提升肥胖病的中西结合临床诊疗水平而服务。然毕竟所学有限，难免有疏漏之处，是为管见，但恐贻笑，望请同道指正。

特别感谢长春中医药大学王之虹、王富春教授对于本书的订正指导。

编委会

2023 年 6 月

目　录

基础篇

临床篇

附录

数字资源

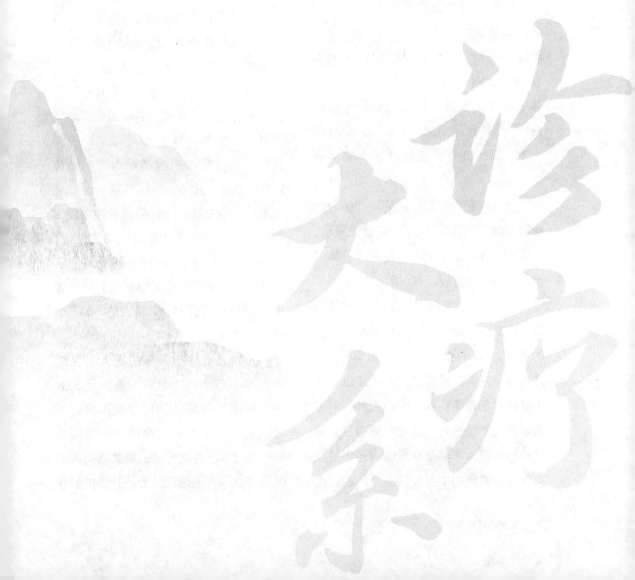

基础篇

第一章 国内外研究现状及前景

第一节 现状与成就

一、流行病学研究

（一）肥胖病发生趋势的探讨

1.国际肥胖病的发病率和趋势

肥胖已经成为全球严重的社会公共卫生问题。世界卫生组织（WHO）提供的数据显示，自1980年以来，全球肥胖率增长了1倍以上。2014年全球有19亿成年人（18周岁以上）超重，其中有6亿人属于肥胖，肥胖率达到13%，男性肥胖率达到了11%，女性则为15%。2013年，美国开始将肥胖列为疾病，并制定了相应的指南。2015年，全球疾病负担肥胖研究协作组分析1980~2015年间6850万人的数据显示，儿童的肥胖率低于成人，但肥胖群体的增长速度高于成人。并指出2015年全球大约400万人的死因与高身体质量指数（BMI）直接相关，占全部死亡人数的7.1%。其中41%死于心血管疾病，其次是糖尿病。慢性肾病和癌症也是高BMI人群的常见疾病。全球肥胖病的患病率正逐年增长且年轻化趋势明显，肥胖病俨然成为影响全球范围内各年龄段人群身心健康的主要公共卫生问题。这样的数据是令人担忧的，也提醒着我们必须采取相应的公共卫生政策来防止肥胖病蔓延。

2.国内肥胖病的发病率和趋势

我国肥胖病的发病率逐年增长。据报道，2015年成人肥胖人口最多的国家是中国，其次是印度，主要原因是中国和印度的人口基数大。儿童肥胖人口最多的国家是美国，其次是中国。中国虽然不是肥胖人口比例最高的国家，但由于人口基数较大，已成为全球肥胖人口最多的国家。随着我国经济社会的高速发展，居民的生活方式和膳食结构发生了显著变化，居民肥胖病的患病率呈明显上升趋势。自1990年以来，中国成年人肥胖病的患病率平均每年增长1个百分点。此外，中国不同人群和地区肥胖病的患病率及危险因素存在较大差异，一线城市成为肥胖病的高发区，该区域的人们饮食结构发生变化且缺乏运动，过度的能量摄入导致肥胖病患者逐年增加。研究预测，至2030年，中国成人肥胖病患病率将达到65.3%。

同样，肥胖病带来的巨大卫生经济负担不容小觑。研究预测，至2030年我国肥胖病相关的医疗费用将达到4180亿元人民币，占全国医疗费用总额的21.5%。由此可见，肥胖病问题的解决对我国人民健康及经济社会的健康发展有着重要意义。

（二）肥胖病的生理学研究

肥胖病的生理学研究主要围绕以下两个方面进行。

1. 遗传机制

1977 年，美国国家心肺血液研究所（National Heart Lung and Blood Institute）的双胞胎研究首次表明，肥胖病家族聚集是由于遗传因素造成的。随后几十年间，双胎研究、收养研究和家系研究不断完善和发展，进一步证实了肥胖病具有高度可遗传性。研究发现，肥胖的遗传度（0.4~0.8）超过其他有较高遗传性的综合征，如精神分裂症、酒精中毒、动脉粥样硬化等。在动物实验研究中发现了与肥胖有关的基因且已明确其在染色体上的定位。2007 年全基因组关联研究（GWAS）首次报告了第一个遗传位点——FTO，该位点与体重指数（BMI）密切相关。2008 年，我国台湾地区的研究团队首次成功复制了 FTO 基因与肥胖之间的关联。2018 年 10 月在某科研前沿机构主导的我国大规模基因组测序中，发现了 13 个与 BMI 增加相关的基因。

2. 中枢机制

1953 年，美国生理学家肯尼迪提出"调定点假说"。即人体能量贮备的情况由中枢神经系统感知，以校正垂体信号的强弱，调节能量的摄入和消耗。肯尼迪通过实验得出中枢神经系统的体重调定点在下丘脑，并进一步发现若毁损下丘脑腹内侧核（VMH）可刺激体重调定点，造成食欲亢进，导致肥胖。相反，毁损下丘脑腹外侧核（LHA）则引起摄食下降。前者称为"饱中枢"，后者称为"饥中枢"。而中枢神经系统毁损，常伴有副交感神经系统活动增加及交感神经活动下降。自主神经系统活动的这些改变，导致能耗减少，胰岛素分泌增加。胰岛素的生理作用就是促进脂肪合成，葡萄糖进入细胞，促进糖原合成，最终产生高胰岛素血症及食欲亢进，导致肥胖。研究还发现人体血液中存在"饱腹激素"和"饥饿激素"，二者通过葡萄糖敏感神经元和葡萄糖受体神经元发挥作用，调节食欲中枢的兴奋性，保持体内能量平衡。一旦这种平衡被打破，就可能引起肥胖或食欲下降。

（三）肥胖病的遗传流行病学和分子流行病学研究

1. 遗传流行病学

遗传流行病学的分析方法主要有家系调查、系谱分析、双胞胎分析、病例对照研究、半同胞与养子分析、患病率与死亡率分析、通径分析、分离分析、连锁分析等。有研究者应用遗传流行病学的研究方法研究肥胖相关的遗传因素或环境因素与宿主遗传易患性之间的交互作用。随着基因学的发展，流行病学的研究方法也得到很大发展。如前所述，我们可以用遗传易患性确定高危个体或人群，以便更有效地开展肥胖病及其并发症的防治。它的研究设计、实施和结果分析解释原则与其他流行病学研究一致，不同的是该类研究涉及的危险因素包括遗传因素，它由三个部分组成，即描述性研究（descriptive study）、家族聚集性研究（studies of familial aggregation）和遗传因素研究（studies of specific genetic factors）。

2. 分子流行病学

分子生物学是近几十年迅速发展起来的一门新兴学科。20世纪40年代，科学家发现生物遗传的物质基础是脱氧核糖核酸（DNA）。20世纪50年代，科学家确定了遗传物质的分子机制为DNA双螺旋结构，从而为分子生物学的产生奠定了基础。20世纪60年代，科学家揭示了遗传信息的传递方式为密码传递，每三个核苷酸构成一个密码子，代表一个氨基酸。20世纪70年代，科学家分离纯化了限制性核酸内切酶，构建了质粒载体，发现了逆转录酶。1972年，第一个重组DNA分子面世。1977年，第一个人的基因被克隆出来。1978年，科学家利用DNA分析方法做出了镰状细胞贫血的产前诊断。1987年，科学家绘制了人类染色体连锁图谱。DNA分析现已成为20余种单基因遗传病遗传咨询的主要依据。分子生物学家试图从分子水平解释生命现象，并在分子水平上改造和利用生物。现代科学通过对分子及生物遗传密码的研究和分析整理，有望进一步筛选出人类肥胖基因的流行分类。该方法能更客观地反映人体脂肪细胞的分布情况和生长情况，有利于通过分子模式对肥胖病进行有效干预。

（四）肥胖病的发病因素

肥胖病是多因素导致的综合征，如年龄、性别、饮食习惯、运动水平、睡眠质量、社会和行为差异等。

1. 遗传因素

单纯性肥胖病可呈一定的家族倾向，遗传因素是单纯性肥胖病的重要发病因素之一。许多研究结果显示，肥胖的家族相似性是共享基因造成的。追踪调查发现，肥胖者所生育的子女也常较肥胖。父亲肥胖或父母体形正常的，10年后其子女肥胖的发生概率为25%~33%；父母双方肥胖或母亲肥胖者，其子女10年后发生肥胖的概率增大到80%~100%。单基因突变导致的肥胖在人类肥胖中仅占极少数。其遗传符合孟德尔定律，发病仅受遗传的影响。目前已确认的导致人类肥胖的单基因突变：黑皮质素受体基因突变、POMC基因突变、瘦素基因突变、瘦素受体基因突变、羧肽酶/激素原转化酶1基因突变、转录因子基因突变和过氧化物酶体增殖物激活受体-γ（PPAR-γ）基因突变等。除少数单基因突变引起的肥胖外，大多数肥胖是由多种影响能量代谢的肥胖易感基因及环境因素共同作用引起的。迄今为止，肥胖的候选基因从功能上大体可分为三类：第一类是主要影响能量消耗的基因；第二类是主要影响能量摄入的基因；第三类是主要影响脂肪细胞储存脂肪的基因。在家族性遗传中，血缘关系越近，肥胖的发生率越高。因此，虽然单一基因变异对肥胖的影响较弱，但当数个基因同时变异时，则明显增加了肥胖发生的可能性，即基因间存在协同作用。基因组上数个易感等位基因的组合构成肥胖的遗传易患性，不同的微效基因变异累加起来可以对肥胖形成明显的表型效应。其中以对 *ARB3* 基因与 *JCPl* 基因协同作用的研究最多。研究发现，该协同作用与人群有关，在肥胖表型效应突出的人群中，两者的协同作用较为明显。

2. 生活因素

膳食结构不合理与运动不足是导致肥胖的两个主要原因。肥胖者多喜食油炸食品、肉类、甜食，且食欲旺盛。长期热量摄入超过热量消耗，剩余的热量转化为脂肪积聚在体内而引起肥胖。

3. 精神因素

大脑饮食中枢受制于精神状态。当精神高度紧张时，交感神经兴奋，食欲会受到抑制，而迷走神经兴奋时，胰岛素分泌增多，食欲异常亢进。中枢神经系统可调节食欲及营养物的消化和吸收功能。电刺激动物的下丘脑腹内侧核可引起拒食，而用电或化学方法破坏该区域则引起动物的多食。临床上也可见到下丘脑或边缘系统的炎症、肿瘤、损伤等引起肥胖的病例。

4. 内分泌因素

单纯性肥胖病患者有明显的内分泌功能改变，如血中胰岛素升高，提示高胰岛素血症，可引起多食，形成肥胖。女性较男性更容易出现肥胖。这是因为女性体内的神经肽和激素（缩胆囊素、铃蟾肽、胃动素、生长抑素、胰岛素、内啡肽、神经肽 Y、甘丙肽、5- 羟色胺、儿茶酚胺等）含量明显高于男性，这是由于女性脂肪细胞多于男性。其次，女性的雌激素水平高于男性，而雌激素能促进脂肪合成。第三，女性的日常活动量小，热量消耗较少，使脂肪在体内蓄积过多。

5. 睡眠因素

睡眠不足有导致人体出现肥胖的可能性。因为昼夜节律是生物界普遍存在的生物节律。节律系统接收来自外界环境的光照等输入指令，通过生物钟参与机体的能量平衡，调节人体的各项代谢功能。正是由于人体内存在生物节律机制，因此保证了人体的细胞、器官和组织中的营养素（如葡萄糖、脂肪酸和甘油三酯）和 系列激素（如胰岛素、糖皮质激素等）水平呈周期性变化。人体的昼夜节律是由一系列核心节律基因构成的转录翻译反馈环路所产生的，*CLOCK* 基因是节律系统正向反馈环路中的核心因子。已有相关研究发现，*CLOCK* 基因参与能量代谢，其单核苷酸多态性（SNP）与肥胖和代谢综合征有关。长期睡眠不足，会打乱昼夜节律，从而使代谢过程发生紊乱，导致体内胰岛素不能正常地代谢葡萄糖，最终发展成肥胖。

二、基础理论研究

（一）肥胖病的生理学基础

1. 脂肪

脂肪组织是一种特殊的结缔组织，含有大量的脂肪细胞，脂肪细胞在生命活动中起重要作用。人体脂肪组织分布广泛，但有区域性。在正常情况下，绝大部分皮下层、网膜系膜、肾脏周围及骨髓等处有大量的脂肪沉积，称为"贮存脂"。新生儿及幼儿的脂肪组织均匀连续地分布于皮下层，随着年龄的增长，在性激素及肾上腺皮质激素的调节下，分布有所变化，某些区域增厚，反映出男女体形上的差异特征。成年男子分布在颈部、第7颈椎背侧、三角肌及肱三头肌区、腰骶区及臀部皮下层的脂肪特别丰富。成年女子胸部、臀部及股前部的脂肪分布更为丰富。有些深部区域如大网膜、肠系膜、腹膜后的脂肪组织，则无性别差异。在机体需要的情况下，这些部位的脂肪会被氧化供能。另外，在大关节区、眼眶、手掌、足掌等处的脂肪组织，主要起支持保护作用，一般情况下不被动用，仅在禁食期才有减少。正常情形下，脂肪细胞数量到了青春期后就不再增加。随着干细胞分化为成熟的脂肪细胞，它们具备了合成数百种蛋白质的能力，当中很多作为酶类、细胞素、生长因子和参与维持内环境稳定的激素被释放。成熟的脂肪细胞被广泛认为是一种活化的内分泌和旁分泌器官，分泌一种数量不断增长的介质参与体内各种代谢过程。近年来，脂肪组织更被认为是促炎症反应介质的丰富来源，它会直接导致血管损伤、胰岛素抵抗和动脉粥样硬化。更多未被发现的脂肪细胞衍生介质也可能会与心血管健康、胰岛素抵抗水平等有一定关系。

脂肪细胞由起源于中胚层的间充质干细胞逐步分化形成，按间充质干细胞→脂肪母细胞→前脂肪细胞→不成熟脂肪细胞→成熟脂肪细胞的过程发展。前脂肪细胞在多种转录因子调控下，激活脂肪组织相关基因，并在这些基因的顺序性调控下，经一系列复杂的步骤分化为成熟脂肪细胞。人体脂肪组织大约1/3为成熟脂肪细胞，其余2/3是成纤维细胞、神经组织、微血管和各种处于不同分化阶段的前脂肪细胞。

2. 脂肪因子

脂肪组织不仅是能量的"贮存仓库"，而且是一个重要的内分泌器官，能够分泌大量的肿瘤坏死因子α（TNF-α）、瘦素（leptin）、抵抗素（resistin）、脂联素（adiponectin）、内脏脂肪素（visfatin）、细胞因子和激素等。

（1）瘦素　肥胖病产生的一个潜在原因是机体产生了瘦素抵抗现象，大多数肥胖病患者体内会出现较高的瘦素水平，并存在明显的瘦素抵抗现象。

（2）脂联素　脂联素是脂肪组织分泌的一种胶原样细胞因子。脂联素由244个氨基酸组成，通过3个球形结构域单体连接成三聚体，4~6个三聚体通过胶原结构域连接形成低聚体或者高级结构，其在血浆中的浓度为5~30μg/ml，有全长和球形两种循环形式。球形结构域具有药理学活性，能对抗动脉粥样硬化，并能调节体重，促使挥发性脂肪酸（FFA）氧化。

（3）抵抗素　抵抗素也称为脂肪组织特异性分泌因子。抵抗素基因在脂肪细胞、血液和胎盘中均有表达，但在骨骼肌和血管平滑肌等组织中均无表达或者少量表达。肥胖病患者的抵抗素水平呈较高状态。相关研究显示，抵抗素对基因的调控也具有一定作用。

（4）血管紧张素原　血管紧张素原由脂肪细胞分泌产生。肥胖病患者脂肪组织的血管紧张素原分泌增加与血管发生病变及高血压并发症有关。目前的证据提示血管紧张素原对血管内皮和心血管有更直接的作用，并且这一作用是不依赖胰岛素抵抗发生的。

3. 脂类的代谢

脂类包括甘油三酯、磷脂、胆固醇、胆固醇酯、游离脂肪酸。脂类的代谢主要为甘油三酯和相关脂蛋白的代谢。如果肝脏合成的甘油三酯不能完全进入血液，则会在肝细胞内沉积，当超过一定量时，则形成脂肪肝。储存在脂肪细胞内的甘油三酯主要是经脂肪酶逐步水解为游离脂肪酸和甘油，以供其他组织利用，这一过程即为脂类的代谢。在此过程中，起重要调节作用的是激素敏感性脂肪酶，它是脂肪分解的限速酶。去甲肾上腺素、促肾上腺皮质激素

以及胰高血糖素能直接激活激素敏感性脂肪酶，甲状腺素、生长激素及肾上腺素等对其也有一定的激活作用，而胰岛素等则可抑制其活性。由于胆固醇和甘油三酯都是疏水性物质，因此不能直接在血液中被转运，同时也不能直接进入组织细胞中。它们必须与血液中的特殊蛋白质和极性类脂（如磷脂）一起组成一个亲水性的球状巨分子，才能在血液中被运输，并进入组织细胞。这种球状巨分子复合物就被称作脂蛋白。脂蛋白有许多种类，但其结构有共同之处，一般都是以不溶于水的甘油三酯和胆固醇酯作为核心，其表面则是少量蛋白质、极性磷脂和游离胆固醇。它们的亲水基团突入周围水相，从而使脂蛋白分子能够稳定并溶于水相。富含甘油三酯脂蛋白是指其所含成分中以甘油三酯为主，包括乳糜微粒、极低密度脂蛋白和中密度脂蛋白。其代谢过程中产生的分子细胞也可参与脂肪的代谢。

4. 脂肪细胞的分型

按照脂肪细胞的颜色、血管、神经分布及结构将其分为两型：白色脂肪细胞与棕色脂肪细胞。

（1）白色脂肪细胞　又称单泡脂肪细胞。中央有一大脂滴，胞质呈薄层，位于细胞周缘，包绕脂滴。细胞核形状扁平且位于边缘。典型的白色脂肪细胞直径大约有0.1mm。脂肪以半液体状态被储存起来，并且以甘油三酸酯和胆固醇酯为主。白色脂肪细胞会分泌抵抗素、脂联素以及瘦素。一个成年人大约

有 300 亿个脂肪细胞，总重达 13.5kg。肥胖病患者在脂肪细胞分裂并增加至现有的绝对数量前，其大小会增长至原有的近四倍之多。白色脂肪细胞分散存在时，形状呈圆形或卵圆形，直径为 25~200μm。白色脂肪细胞内的脂肪储存有三个来源：①食物中的脂肪。②肝细胞内由葡萄糖合成的脂肪。③自身摄入的糖和氨基酸合成的脂肪。

（2）棕色脂肪细胞　又称多泡脂肪细胞。与白色脂肪细胞不同，这些细胞有相当大的细胞质，脂滴分散于其中。棕色脂肪细胞的细胞核是圆的，且位于中央而不是细胞边缘。其特点是细胞中除含有大量分散的甘油三酯油滴之外，还含有大量的线粒体，血液供应丰富。其颜色为棕色是由于细胞间血管丰富，细胞内线粒体含量多并具有大量的细胞色素。棕色脂肪细胞多存在于人和多数哺乳动物的颈、肩、腋窝和背部肩胛间等处。典型的棕色脂肪细胞为多边形，直径可达 60μm，有以下两个特点：①线粒体大而密集，每个线粒体长度约为 0.5μm。②含有大量脂滴。脂滴与线粒体常紧密相贴，这与棕色脂肪细胞能快速氧化脂类的功能有关。脂滴变小以至消失是细胞变小的主要原因。

5. 能量与代谢

维持机体能量平衡是个体生存的重要法则之一。即使在原始生物中，也有保障机体能量平衡的复杂机制。

（1）能量的摄入　人类与其他哺乳动物一样，从食物中摄取能量。人一天从食物中摄取 2000~2500kcal 的能量，但肥胖病患者一天摄入量可能为 5000kcal 左右。这主要因为个体过量的进食行为。对于人体食物摄取的研究非常复杂和困难，因为人们的日常进食习惯难以测定。然而肥胖病患者过度进食的现象确实是存在的，这也导致了肥胖问题的进一步加重。在人类大脑中，控制机体能量摄入的部分为下丘脑和脑干，来自中枢和外周的众多信号，包括机体的营养信号，传递着关于当前能量储存及脂肪存量的信息。近年来，能量代谢的中枢调控机制研究已经取得很大进步，其中绝大部分研究源自动物实验，这些实验表明，下丘脑的某些特定区域对进食行为的调控至关重要，其中下丘脑腹内侧核、下丘脑外侧区参与启动进食行为，而室旁核作为一个整合中枢在终止进食的过程中具有重要作用。这些中枢分析和整合来自神经系统（特别是胃肠道迷走神经）和外周循环的营养素或激素的传入感觉信号。

（2）能量的消耗　机体功能的维持要求有连续不断的能量供应，这些能量由三磷酸腺苷（ATP）的高能磷酸键提供。ATP 是由机体主要供能物（葡萄糖和脂肪酸）的氧化形成的。该氧化过程产生二氧化碳、能量和水。短期的能量利用及 ATP 的产生可以通过无氧酵解的方式（如由葡萄糖乳酸化产生），但其产能方式和持续时间极为有限。机体活动所消耗的能量与活动的类型、强度和持续时间有关。静息状态下，非肥胖人群体力活动所消耗的能量可占每日消耗总能量的 20%~40%。

（二）肥胖病的遗传学相关理论

在对肥胖形成机制的研究中，遗传因素一直是一个不可忽视的因素。研究表明，人类的遗传方式有显性、隐性和多基因遗传等。遗传因素对肥胖的影响是多方面的，可归纳如下。

（1）遗传因素影响人体体重指数、皮下脂肪厚度及内脏脂肪，其对内脏脂肪的影响尤为显著。

（2）遗传因素不仅影响肥胖的程度，对脂肪分布类型也有很大的影响。

（3）过度进食后的体重增加敏感性是由遗传因素决定的。

（4）遗传因素可影响个体的基础代谢率，即能量的消耗受遗传因素的影响，个体能量消耗的差异可达 40% 以上。

科学家发现 FTO 基因（后被命名为肥胖基因）是一种与肥胖密切相关的基因。科学研究显示，FTO 基因会抑制新陈代谢，降低能量消耗效率，从而导致肥胖。自此之后，通过科学家的进一步研究，找出了 5 种与人的食欲及体重调节有关的基因，即 OB 基因、LEPR 基因、PC1 基因、POMC 基因和 MC4R 基因。OB 基因只在脂肪组织中表达，其编码产物瘦蛋白是一种分泌性蛋白，即瘦素。人的瘦素受体基因 LEPR 定位于第 1 号染色体短臂，其编码产物瘦蛋白受体属于类细胞因子受体家族，共有 6 种，即 Ra、Rb、Rc、Rd、Re 和 Rf，

它们使瘦素在身体各处得以表达，发挥作用。PC1 基因的编码产物是一种含有 753 个残基的蛋白酶，在神经内分泌组织中特异性表达，属于丝氨酸蛋白酶家族，其功能是将激素原转化为激素，因此称为激素原转化酶。POMC 基因编码的蛋白质是一种前激素原。该蛋白质在前转变素酶 1 的作用下分解成促肾上腺皮质激素和促黑素细胞激素，后者在下丘脑与黑皮素 4 受体结合。MC4R 基因主要在下丘脑神经细胞中表达，是瘦素介导的食欲调节途径中最末端的基因，由阿黑皮素原衍生的 α-MSH 在下丘脑中与其受体 MC4R 结合，产生包括调节食欲在内的生理效应。

（三）肥胖病的神经病学相关理论

1. 神经细胞群

在人类的中枢神经中存在对摄食行为进行直接调控的神经细胞群。其位置在下丘脑，一是在腹内侧核，又称饱中枢；二是在腹外侧核，又称饥中枢。刺激前者或破坏后者均可产生饱腹感，引起摄食量下降或拒绝进食，而刺激后者或破坏前者则产生食欲亢进。一些研究表明，下丘脑神经细胞群存在两种对葡萄糖有感受性的神经元，即葡萄糖受体神经元和葡萄糖敏感神经元。前者位于腹内侧核，其上有葡萄糖受体；后者位于腹外侧核，其上有胰岛素受体。葡萄糖、二氢丁酸、游离脂肪酸、去甲肾上腺素、胰岛素等可通过腹内侧核和腹外

侧核引起中枢神经产生饥饿感或饱腹感。

2. 胰岛素

胰岛素是胰岛 B 细胞分泌的激素。其功能是促进肝细胞糖原合成，抑制糖异生，同时促进脂肪细胞摄取葡萄糖合成脂肪，抑制脂肪分解。肥胖病患者胰岛素的分泌特点：①空腹基础值高于正常值。②在口服葡萄糖耐量试验过程中，随着血糖升高，血浆胰岛素进一步升高。③血浆胰岛素高峰往往迟于血糖高峰，故在餐后 3~4 小时可出现低血糖反应。近年还发现肥胖病患者胰岛素受体数量及亲和力均有不同程度的降低，存在胰岛素不敏感性和抵抗性。因此为满足糖代谢需要，胰岛素必须维持在高水平，而高胰岛素血症又会使脂肪合成增加，分解减少，使肥胖进一步加重。

3. 肾上腺糖皮质激素

肾上腺糖皮质激素是肾上腺皮质束状带分泌的激素，在人体中主要为皮质醇。肥胖者可有一定程度的肾上腺皮质功能亢进，血浆皮质醇正常或升高。而在继发性肥胖患者中，血浆皮质醇明显增高。由于血浆皮质醇增高，血糖升高，引起胰岛素升高，后者导致脂肪合成过多，形成肥胖。此外，由于躯干及四肢脂肪组织对胰岛素和皮质醇的反应性不同，故多呈向心性肥胖。

（四）肥胖病的分子生物学相关理论

1. 瘦素与神经肽

瘦素是由脂肪细胞分泌的蛋白质类激素，主要由白色脂肪组织产生。其前体由 167 个氨基酸残基组成，蛋白质 N 末端有 21 个氨基酸残基信号肽，该前体的信号肽在血液中被切掉而成为 146 个氨基酸，分子量为 16kDa，形成瘦素。瘦素具有广泛的生物学效应，其中较重要的是作用于下丘脑的代谢调节中枢，发挥抑制食欲，减少能量摄取，增加能量消耗，抑制脂肪合成的作用。随着研究的不断深入，瘦素的生物学作用也被不断阐明，目前认为它主要有以下作用：作为传递信号，根据体脂的含量对摄食和耗能做出适当的调节；也可以作为饥饿信号，激发下丘脑 - 垂体轴对营养缺乏做出反应。通过以上作用来达到以下效果。如抑制食欲：瘦素可使人体进食明显减少，体重和体脂含量下降；增加能量消耗：瘦素可作用于中枢，增强交感神经活性，使大量贮存的能量转变成热能释放；影响脂肪合成：瘦素可直接抑制脂肪合成，促进其分解，也有人认为其可促进脂肪细胞成熟；影响内分泌：胰岛素可促进瘦素的分泌，反过来瘦素对胰岛素的合成、分泌发挥负反馈调节。瘦素对人体的体重调节是双向的，通常称作体脂的自稳系统。

2. 肿瘤坏死因子 α（TNF-α）

TNF-α 是一种主要由巨噬细胞和单核细胞产生的促炎细胞因子，并参与正常炎症反应和免疫反应。TNF-α 和 TNF-β 发挥生物学效应的天然形式是同源的三聚体。近期研究证实，脂肪组织也能分泌 TNF-α, 肥胖者及一些肥胖模型动物的脂肪组织 TNF-α 表达增加, 血中 TNF-α 升高, 体质量减轻后, 血中 TNF-α 下降。TNF-α 可直接调节食欲并产热, 从而调节能量代谢。它本身是一种内源性热原质, 引起发热, 并诱导肝细胞急性期蛋白的合成。有学者认为, 当人体出现肿瘤、炎症、创伤等情况时, 巨噬细胞被激活, 合成并分泌过量的 TNF-α, 从而过度影响下丘脑来调节体重, 产生厌食、产热增加及脂肪组织分解, 导致恶病质。而肥胖时可能存在一定程度的 "TNF-α 抵抗", 因此, TNF-α 调节能量代谢的机制具有复杂性, 其在肥胖病中介导的作用机制尚需进一步地研究。

第二节 问题与对策

一、常见问题

轻度肥胖病多无伴随症状, 而中、重度肥胖则会引起多种并发症, 包括身体及心理。资料显示, 肥胖病可以增加其他疾病致死率。在相同条件下, 体重超重 30% 的患者, 死亡率比正常体重者高 50% 以上。

1. 心血管系统

肥胖病患者并发冠心病、高血压的概率明显高于正常体重者, 是正常体重者的 5~10 倍, 尤其是腰臀比值高的中心型肥胖者并发冠心病、高血压的概率更高。

2. 呼吸系统

肥胖病患者肺活量降低且肺的顺应性下降, 可导致多种肺功能异常疾病, 如肥胖性低换气综合征, 临床以嗜睡、肺泡性低换气症为特征, 常伴有阻塞性睡眠呼吸困难, 严重者可出现低氧、发绀、高碳酸血症、肺动脉高压, 最终导致心力衰竭。

3. 糖、脂代谢异常

肥胖病患者进食过多的热量, 促进甘油三酯的合成和分解, 脂代谢表现得更加活跃, 相对糖代谢受到抑制, 这种代谢改变参与胰岛素抵抗的形成。肥胖病患者脂代谢活跃的同时多伴有代谢的紊乱, 常常出现高甘油三酯血症、高胆固醇血症和低高密度脂蛋白胆固醇血症等。糖代谢紊乱表现为糖耐量的异常, 甚至导致糖尿病, 可见多饮、多尿、口渴等症状。

4. 肌肉骨骼病变

肥胖病可导致患者关节疼痛、变形、活动功能受限等。

临床上把肥胖、血脂异常、脂肪肝、高血压、冠心病、糖耐量异常或糖尿病等疾病同时发生, 并伴有高胰岛素血症的情况, 统称为 "代谢综合征"。综上所述, 肥胖病可伴随或并发骨关节疾病、阻塞性睡眠呼吸困难、心脑血管疾病、静脉血栓、生育功能受损以及增加某些肿瘤的发病率等。

总而言之, 肥胖病及相关疾病 (糖尿病、高血压、血脂异常、脂肪肝、痛风等) 已经成为严重影响大众健康的主要疾病，并且是致死性心、脑血管疾病发病的重要基础因素。近年的相关统计资料显示，心血管疾病已经成为人类主要的死亡原因之一，但肥胖病所带来的健康危害却远不止会诱发心血管疾病，其还会增加其他疾病致死的风险。

二、对策

《黄帝内经》中将肥胖者分为"膏人""脂人""肉人"。中医常见的治疗方法有中药疗法（药膳、茶饮、中成药、单方、验方、中药复方）、外治法（针灸、推拿、穴位埋线、拔罐、中药贴敷等）、传统功法（五禽戏、八段锦、易筋经）等。中医治疗肥胖病具有不良反应少、临床应用便捷、疗效稳定等特点。

西医学治疗肥胖病主要有饮食疗法、运动疗法、药物及手术疗法等。饮食疗法常作为大多数人的首选治疗方式，以控制热量摄入为原则。运动疗法被视为经典的减肥方法，但应注意运动方式的选择，应以有氧运动为主，如慢跑、步行、爬山、游泳、体操、球类运动等。药物治疗在肥胖患者中也有着重要作用，有中枢性减重药、非中枢性减重药、复方制剂、具有减肥作用的降糖药等，但药物一般具有不良反应较多、安全性较差的缺点。手术疗法是治疗重度肥胖的一种有效的方法，但也必须与饮食、运动等手段相结合，在手术后需对患者进行密切的随访。

第三节 前景与思考

中医药防治肥胖病疗效确切，有着广阔的发展前景，但是也存在一定的问题。①对病因病机多以各家经验为主，无统一标准，不利于临床研究的规范和参照，同时缺少大样本的临床研究。②诊断与疗效评定过于依赖西医学临床指标，不能充分体现中医特色优势，亟须建立一套完整的中医药诊疗评价体系。③对于有减肥作用的单味中药及复方缺乏深入的机制研究。因此，进一步加强中医药治疗肥胖病的临床研究，形成一套科学、合理、系统的诊疗方案是研究的关键。我们要积极继承和运用中医药关于肥胖病认识及治疗方面的经验，并借助现代科学技术和方法进行多学科地深入研究，充分发挥中医药的治疗优势。

儿童和青少年肥胖也是全社会面临的一个严重健康问题，帮助儿童和青少年建立良好的生活习惯，以预防肥胖最为关键。肥胖的儿童和青少年往往存在一定程度的发育不良，包括性器官发育不充分、性激素及其他荷尔蒙水平异常等，因而对于青少年和儿童的肥胖应该进行积极干预。如何在"不伤害"的前提下针对儿童和青少年肥胖特点进行治疗也是一个需要持续研究的问题。

第二章　诊断思路与方法

第一节　诊断思路

一、明病识证，病证结合

肥胖病是一种多因素导致的常见疾病，有着多种疾病的致病因素和病理学基础，往往与多种疾病互为因果，其症状纷繁复杂。抓住疾病的本质进行针对性治疗，是取得疗效的关键因素，而"明病识证，病证结合"是治疗肥胖病的重要思路之一。

1.病位识证

根据人体经络走行和归经特点，结合脏腑辨证可知，全身性肥胖常与脾虚相关；上半身肥胖以上半身偏胖，下半身偏瘦为特点，常与气机不通、痰湿、瘀血关系密切；中心型肥胖常与脾肾阳虚有关，多见于成年男性；下半身肥胖又称为梨形肥胖，以大腿、腰部、臀部肥胖为主，多与久坐伤脾、湿热体质等相关，多见于女性。

2.病因识证

（1）年龄因素　肥胖病发生时患者年龄越大，其成年后并发其他疾病的概率越高。然而年龄并非预后的单一因素，还应结合患者的体质、肥胖程度、生活习惯等进行综合分析。同等情况下，良好的生活习惯能减少肥胖引起的

相关疾病的发生。中青年患者的肥胖病多以实证为主，而老年患者的肥胖病多以虚证为主。

（2）心理因素　心理状态异常可以影响人体能量的摄入和脂肪的代谢。消极情绪如焦虑、恐惧、愤怒、抑郁等，可以刺激食欲，导致脂肪蓄积。焦虑症、抑郁症、双相情感障碍、睡眠障碍等也容易引起肥胖病。确定肥胖病患者的心理特征是诊断和治疗的又一环节。

（3）饮食与运动因素　患者进食的习惯和偏好决定了摄入能量的多少，而运动是消耗人体能量的主要方式，摄入量大于消耗量是导致肥胖的最基本原因。因此通过摄入量和运动量的对比，可以较完整地反映人体的代谢情况，进行对应的治疗。

3.病性识证

通过对患者现有症状及体征进行分析整理，可以对患者整体情况进行准确的判断，有利于治疗的进行。如肥胖病患者伴有纳差、舌苔厚腻、便溏，常为脾虚体质；伴有口干、手心出汗、脉细，多为阴虚体质；伴有畏寒、手足冷、面色㿠白，多为阳虚体质。通过病与证的结合，有助于进一步判断病情。

综上所述，在肥胖病的诊疗过程中，要根据肥胖病患者自身情况，结合肥胖病的病证特点详细分析，确定该病

的病因、病机、病位、病性、病势，从而分析疾病所在脏腑的气血阴阳情况，以及有无脏腑功能的偏盛与偏衰，进而观察有无痰湿、血瘀、水饮、气滞等病理产物。同时，也要观察患者的心理、生理、饮食及运动等情况，了解患者的体质差异和疾病浅深，实现病与证的精准结合，从而达到良好的治疗效果。

二、审度病势，把握规律

肥胖病的发病多与脏腑失调相关。发病初期，常以脾脏功能失调，气血运行不畅，肝气郁结为主要表现，一般较轻。疾病中期，脏腑功能失常进一步加重，痰、瘀、湿产生，气机逆乱，血行不畅，虚实夹杂。此时结合脏腑功能的变化情况来详细分辨阴阳偏盛偏衰，全面进行诊断治疗，此时为诊治疾病的转折点。病变若继续发展，痰浊、血瘀、气滞症状明显，可能增加中风、消渴、胸痹、眩晕发作的风险。掌握肥胖病的发展规律，对于了解各个时期不同的病理变化及脏腑阴阳气血的盛衰，从而进行正确的辨证诊断，具有重要的意义。

1. 肥胖病的证型规律

肥胖病的病位主要在脾，与肝、肾、肺的关系较大。本虚以气虚和阳虚为主，气虚多为脾、肾气虚，兼心、肺气虚，标实为痰湿膏脂内停或兼水湿、血瘀、气滞等。临床常有偏于本虚或偏于标实之不同。根据辨证分析肥胖病的证型规律，有助于进一步诊断。

2. 多角度分析肥胖病的发病规律

根据患者先天禀赋、体质、临床证候、饮食生活规律、情绪、机体功能等多角度分析肥胖病风险，有助于肥胖病的治疗。

3. 关注并发症情况

肥胖病本身的轻重，往往体现于肥胖病导致其他疾病的风险大小。中心型肥胖与痰、血瘀、气滞等病理因素相关，导致脂肪肝、中风等并发疾病的可能性较大；内分泌相关的肥胖，往往由于代谢因素、体质因素，使发生糖尿病、高血压等并发疾病的可能性较大。古代医家已对肥胖病有了系统性认识，如《素问·奇病论篇》谓："肥者令人内热，甘者令人中满，故其气上溢，转为消渴。"指出肥胖可由中焦病变发展至上焦病变，甚至消渴。清代张璐在《张氏医通·中风门》中指出："中风之人，皆体肥痰盛……"其认为中风患者多见于肥胖之人，而肥胖之人痰盛气虚的病理状态则是中风的发病基础。

三、审证求因，把握病机

在肥胖病诊断过程中，如何寻找病因，确定发病机制是辨证诊断的重要环节。肥胖的病位以脾为主，常涉及多个脏腑，由于后天饮食不节、情志不遂、劳逸失度等导致人体肝失疏泄，肾失温煦，胃失腐熟，小肠分清泌浊功能失调，大肠传导不利，造成痰湿偏盛、气机瘀滞、阳气虚衰，最终导致脾失健运，致使机体对饮食的消化、吸收、排泄的功能失常，产生肥胖，归纳如下。

1. 喜食肥腻，损伤脾胃

古代医家认为肥胖病多与"脾虚""痰湿"等因素有关，其中"痰湿"属于标，"脾虚"属于本。患者喜食肥甘厚腻，脾运失常，引发痰湿聚集于体内，脾胃运化不及导致水谷精微不能化成血，转变成痰浊凝脂蓄积体内，遂成肥胖。患者久食肥甘辛辣之食，导致湿热内蕴，使得水谷精微运化失常，形成膏脂堆积体内，使人肥硕。《素问·通评虚实论篇》曰："肥贵人是膏粱之疾也。"《素问·奇病论篇》曰："此肥美之所发，此人必数食甘美而多肥也。"《临证指南医案》曰："湿从内生者，必其人膏粱酒醴过度，或嗜饮茶汤太多，或食生冷茶瓜果及甜腻之物。其人色白而肥，肌肉柔软。"

2. 七情所伤，肝失疏泄

《证治汇补》曰："七情不快，郁久成病。"七情感而不发，结于胸中致肝气郁滞，肝胆失于疏泄调畅，进而阻碍脾的气机升降，引起肥胖。如果长期精神抑郁，则肝气不畅，气机阻塞，以致气结痰凝。肝失疏泄，木伐土，必将损及脾脏，肝脾失和，痰湿内生，肥胖乃成。

3. 坐卧日久，水湿停聚

《素问·宣明五气篇》曰："久卧伤气，久坐伤肉。"现代人体力活动减少，造成脾失健运，升降失常，痰浊积聚体内，导致水谷精微化为浊脂，反复凝集积聚，导致肥胖。好逸恶劳，久坐久卧，导致气虚、阳虚，造成血瘀，瘀血与痰浊互结，泛溢肌肤而发为肥胖。肾为先天之本，水火之根，内藏元阴元阳，维持和调节人体的水液代谢，年老体衰，命门火衰，水火不济，元阳制约阴水之寒，不能上升以温养脾阳，导致水谷精微物质不能转化为人体所需要的物质，反化生成痰，导致虚肿肥胖。

第二节　诊断方法

一、辨病诊断

（一）成人肥胖病的诊断标准及检查

肥胖病的特点是体内脂肪细胞体积和细胞数增加，体脂占体重百分比异常增高，并在某些局部过多沉积脂肪。通过观察人体外形，可以大致判断肥胖的程度，虽然可以初筛，但是无法定量。在肥胖病的诊断中，体重指数和腰围是最常用的测量学指标，其他方法也可以作为肥胖的诊断依据。

1. 体重指数（BMI）

BMI 是通过体重（公斤）除以身高（米）的平方计算得出的数字，其是衡量人体胖瘦程度的常用指标之一。根据世界卫生组织（WHO）和美国国立卫生研究院的肥胖判定标准，BMI 25~30kg/m^2 为超重，大于 30kg/m^2 而小于 40kg/m^2 为肥胖，≥ 40kg/m^2 为极度肥胖。我国常用的 BMI 标准：18.5~23.9kg/m^2 为正常，24.0~27.9kg/m^2 为超重，≥ 28.0kg/m^2 为肥胖。现在 BMI 不仅用来评价肥胖，在许多与肥胖有关疾病的死亡危险判断中也起着十分重要的作用。但在具体应用时，也要考虑 BMI 的局限性，对于肌肉发达和水肿的患者，BMI 可以高估其肥胖程度，而肌肉组织相对较少的老年人则 BMI 可能被低估。

2. 腰围及腰臀比

腰围是衡量人体腹部肥胖的一个重要指标。《中国成人超重和肥胖症预防控制指南》将腰围的测量方法规定为：让受试者直立，两脚分开 25~30cm，用一根没有弹性、最小刻度为 1mm 的软尺，放在受试者右腋中线胯骨上缘与第 12 肋下缘连线的中点（通常是腰部的天然最窄部位），沿着水平方向环绕腹部一周，紧贴而不压迫皮肤，在正常呼吸末测量腰围的长度，读数精确至 0.1cm。男性腰围 ≥ 85cm，女性腰围 ≥ 80cm 即为肥胖。髋部周径是指臀部最大周径，腰臀比男性 > 0.9，女性 > 0.85 即为中心型肥胖，又名内脏型肥胖。而平卧时腹部的高度超过了胸骨的高度也可诊断为中心型肥胖。

3. 其他方法

（1）皮褶厚度测定　常用测定部位为肱三头肌和肩胛下角部位，两者之和男性 > 0.4cm，女性 > 0.5cm 可确诊为肥胖。

（2）超声检查　此项检查属无创性检查，价格相对低廉，操作简便，可反映皮下及腹腔内的脂肪情况，对肥胖病的分型有重要价值。

（3）电子计算机断层扫描（CT）或核磁共振（MRI）　两者均能精确地反映体内脂肪组织的分布情况。

（二）儿童肥胖病的诊断标准及检查

1. 诊断标准

儿童诊断肥胖病的标准与成人不同。WHO 认为身高标准体重法是评价青春期前（10 岁以下）儿童肥胖程度的最好方法，通常参考身高标准体重法对照表进行。超过标准体重的 20%~29% 为轻度肥胖，30%~49% 为中度肥胖，50% 以上为重度肥胖。

2. 相关检查

（1）人体测量学指标　如腰围、臀围、腿围、臂围、皮下脂肪厚度等。

（2）内分泌相关检查　肥胖病儿童常有高胰岛素血症，血糖增高，性发育较早，血清生长激素偏低等，故最终身高常略低于正常儿童，肥胖女童初潮早，易伴月经紊乱。

（3）心肺功能检查　肥胖病儿童常发生肥胖通气不良综合征，膈升高限制胸廓扩张和膈肌运动，肺通气减少，肺功能减弱，肺活量明显低于正常儿童，在日常活动中提前动用心力储备，致心功能不足，通气功能下降。

（三）围产期女性肥胖病的诊断标准

1. 产前肥胖

女性孕前 BMI ≥ 25kg/m^2，符合肥

胖病的诊断标准。孕前体重指数 < 19.8kg/m² 的孕妇，孕期体重增加应控制在12.5~18kg；孕前体重指数19.8~26kg/m² 的孕妇，孕期体重增加应控制在11.5~16kg；孕前体重指数 26~29kg/m² 的孕妇，孕期体重增加应控制在 7~11.5kg；孕前体重指数 > 29kg/m² 的孕妇，孕期体重增加应控制在 6~7kg。

2. 产后肥胖

女性怀孕期间体内激素的增加和产后身体情况变化所产生的心理落差会导致激素分泌紊乱，新陈代谢减慢，而引起体重增加。产后 BMI ≥ 28kg/m² 认定为产后肥胖。

二、辨证诊断

（一）辨证的思路

1. 追问病史，审证求因

四诊是诊察肥胖病基本的中医手段，通过多方面的资料采集，才能够完整地反映病情。诊查过程中，了解患者的先天禀赋、所处环境、日常运动量、饮食习惯、生活习惯等是必不可少的，药物、外伤等情况也不容忽视。诊疗中，患者的身高、体重、腰围是影响治疗方向的重要指标，必须详细记录。通过四诊合参，审查内外，将审查所得进行分析、归纳，以便于更准确地把握肥胖病的病因、病机、病性、病位，为立法选方提供依据。

2. 审查病机，确定病位

辨清肥胖的性质，首先要明确五脏的功能，确定脏腑的盛衰，抓住"标本虚实"。"本虚"可见五脏虚，"标实"主要是痰湿、气滞、血瘀等病理产物。明确肥胖性质是辨证诊断中的一项重要内容。病位决定肥胖病的治疗方向，五脏六腑疾病均可以引起肥胖，在错综复杂的疾病中明确病位对治疗肥胖病尤为重要。肥胖病位多以脾为主，但不能单一对脾脏进行论治，原因是其他脏腑的功能失调均能间接地导致肥胖的发生，为取得良好的治疗效果，不能局限于经验理论，要仔细诊察，发现疾病的微妙变化，从单点或多点确定疾病所在的病位，细细地推寻，才能够找到准确的治疗方向。

《脾胃论》曰："脾胃俱旺，则能食而肥，脾胃俱虚，则不能食而瘦或少食而肥，虽肥而四肢不举。"肥胖与脾胃功能相关。中医认为脾主运化，脾虚则水谷精微失于运化，导致痰湿聚于体内。肾为先天之本，内藏元阴元阳，调节水液代谢，年老体衰、好逸恶劳均可导致肾虚，凝脂必将壅滞于肌肤皮下而导致肥胖。肝主疏泄，肝郁气滞则气机失调，从而引起血瘀。肺主宣发肃降，肺虚则不能宣发肃降水气，津液停滞，形成痰湿。

（二）辨证的方法

1. 八纲辨证

肥胖病的治疗中，八纲辨证是最初级的辨证方法，是根据诊疗后采集疾病的资料，分析肥胖病的虚实。因八纲辨证较为笼统，辨阴阳时往往表现为阴阳错综复杂，所以进一步的诊疗还需要借助其他辨证方法进行。

2. 脏腑辨证

脏腑辨证是肥胖病治疗方法中最常用的，需结合病情特点，依据肥胖的四诊情况，推断病位所属的脏腑，根据脏腑的功能特点，决定治疗方法。结合八纲辨证能推断虚实寒热、阴阳表里，从而能够更准确地指导用药。

3. 六经辨证

在肥胖病的治疗中，通过六经辨证有助于推断疾病的发展及预后，对于局部肥胖所属病位进行精准地判断。该方法的特点是使用难度较大，但往往效如桴鼓，值得学习。

4. 三焦辨证

三焦辨证以天、地、人理论为根基，将人体分为上、中、下三个部分，对于人体上下，内外沟通过程中的脏腑关系能够有详细地推断，是确定肥胖病位的重要方法。通过三焦辨证，有利于详细辨别肥胖病所属脏腑，对于进一步指导治疗也十分重要。

5. 风、火、湿、痰辨证

风、火、湿、痰是常见的致病因素，也是脏腑功能异常产生的病理产物。其中，痰饮是由于水液停积于体内造成的，痰饮的形成是肥胖产生的重要原因。其他因素也较为常见，此处不一一描述。该辨证方法和脏腑辨证密不可分。

6. 卫气营血辨证

卫气营血辨证是治疗肥胖病较少使用的辨证方法之一，在治疗肥胖伴外感病时会有应用。

肥胖病的辨证方法不能一概而论，在治疗中要根据临床经验选取擅长的辨证方法，杂乱的辨证方法往往导致治疗无效。对于初学者，以八纲辨证为基础，以脏腑辨证和六经辨证为主是较为可靠的，值得学习。

主要参考文献

［1］中华医学会心血管病学分会高血压学组. 肥胖相关性高血压管理的中国专家共识［J］. 中华心血管病杂志，2016，44（3）：212-219.

［2］杨猛，朱长真，于健春，等. 人体成分测量方法及其临床应用［J］. 中华临床营养杂志，2015，23（2）：125-130.

［3］中华人民共和国国家卫生和计划生育委员会. 成人体重判定 中华人民共和国卫生行业标准：WS/T428—2013［S］. 北京：中国标准出版社，2013.

［4］中华医学会健康管理学分会. 超重或肥胖人群体质量管理专家共识及团体标准［J］. 中华健康管理学杂志，2018，12（3）：200-207.

［5］马冠生，米杰，马军. 中国儿童肥胖报告［M］. 北京：人民卫生出版社，2017.

第三章　治则与用药规律

第一节　治疗法则

一、常规治疗

（一）辨病治疗

肥胖病属于慢性疾病，其治疗方法包括生活（膳食、运动）及行为方式干预、药物治疗、手术治疗等。本节简单介绍肥胖病的常规治疗法则。

1. 行为矫正疗法

行为矫正疗法是指肥胖病患者在医生指导下，通过发现和记录自己的不良生活行为（即易导致肥胖病的生活方式），从而针对性地矫正不良行为并建立起新的健康生活模式的一种基础治疗方法。

行为矫正疗法旨在通过各种方式增加患者的治疗依从性，包括通过自我管理、目标设定、心理评估、咨询治疗、认知调整等。营养师、护士、体育运动训练员、心理咨询师等在内的多学科团队可对患者进行行为矫正疗法。

2. 膳食疗法

膳食疗法是通过限制饮食中热量的摄入来治疗肥胖病的一种治疗方式，以低能量、低脂、适量蛋白饮食、平衡膳食、个体化为饮食原则。《素问·脏气法时论篇》谓："五谷为养，五果为助，五畜为益，五菜为充，气味合而服之，以补精益气。"中医理论认为，疾病是机体失健，阴阳失调所致，所以食疗应以调理阴阳为基本原则。关于饮食的宜忌，中医从阴阳平衡的角度出发，追求阴平阳秘，有利则宜，反之为忌。合理的饮食方案包括合理的膳食结构和摄入量，遵循个体化的原则，兼顾患者的体力活动强度、伴发疾病以及原有的饮食习惯。

具体实施方法是在保证膳食营养的基础上减少每日摄入的总热量。肥胖病男性每日的能量摄入建议为1500~1800kcal，肥胖病女性每日的能量摄入建议为 1200~1500kcal，或在目前每日的能量摄入水平基础上减少500~700kcal。在有限的脂肪摄入中，尽量保证必需脂肪酸的摄入，同时要使多不饱和脂肪酸、单不饱和脂肪酸和饱和脂肪酸的比例维持在 1∶1∶1。

3. 运动疗法

适当的运动锻炼对于脏腑的生理功能和气血津液的运行，均有良好的促进作用。西医运动疗法是根据疾病特点采取相应的体育手段或机体功能练习方法，以达到预防及治疗肥胖病的目的。

运动处方的制订应因人而异，在功能评定结果的基础上，重点根据处方对象的性别、年龄、锻炼基础、健康状况等，适当安排运动处方内容。运动疗法在国际上形成了相对规范、固定的理论体系，具体为运动处方的制订原则、适应证与禁忌证、分类原则、运动前身体功能检查与评定、具体内容等，至今已积累了较为成熟的临床实践经验。

（二）辨证治疗

肥人多湿多痰，其病机以气虚最为常见，虚则气机不能运行，故痰湿生而致病。肥胖多为本虚标实证或虚实夹杂之病变，病位多在肝、脾、肾，其本多为气虚，其标多为痰湿与血瘀。辨证治疗常见的治疗原则有化湿、祛痰、利水、通腑、消导、健脾、温阳、补气、化瘀等，其中祛湿化痰法是治疗本病最常用的方法，贯穿于本病治疗的始终。要根据辨证，合理用药，分型论治。如胃热滞脾证治以清胃泻火，佐以消导；痰湿内盛证治以燥湿化痰，理气消痞；脾虚不运证治以健脾益气，利水渗湿；肾阳虚证治以温补脾肾，利水化饮；气滞血瘀证治以理气散结，活血化瘀；肝郁克脾证治以疏肝健脾，理气化痰；饮食积滞证治以健脾消积。

二、中医特色疗法

（一）中医导引术

中医导引术控制减肥的方案既难又易。难在治疗中需要一定的运动学知识，并且需要患者保持身体与精神的双重控制；易在方法众多，并有一定的群众基础，不拘风格，不拘地点，可以因人而异，见病处方。中医导引术是一种体育保健运动，导引是指肢体的各种拉伸运动，特点是动静结合、内外兼修、顺应自然、适中绵和。

广为流传的导引养生术五禽戏，是东汉名医华佗根据古老导引法，结合自身的锻炼实践，模仿五种动物的动作和神态，组编而成的一套锻炼身体的方法，"一曰虎，二曰鹿，三曰熊，四曰猿，五曰鸟。亦以除疾，并利蹄足，以当导引。体有不快，起作一禽之戏，沾濡汗出，因以著粉，身体轻便，腹中欲食"。其模仿虎的威猛、熊的沉稳、鹿的温驯、猿的轻灵和鹤的舒展。中医学认为，以五禽戏锻炼身体，可以涵养精神、调节气血、益润脏腑、畅达经络、舒活筋骨、利通关节、延年益寿。西医学研究也证明，五禽戏作为一种仿生医疗体操，不仅使人体的肌肉和关节得以舒展，而且有益于提高心肺功能，改善心肌供氧量，提高心肌排血量。总而言之，中医导引术具有调质拒邪、调质防病、调质防变的特点，相信其将逐渐进入人们的视野。

（二）毫针疗法

毫针治疗肥胖病是中医的一大特色，具有经济、作用持久、不良反应少等优点，应通过脏腑辨证、经络辨证、辨病辨证的方法进行综合选穴。

取穴：中脘、天枢、气海、关元、

中极、水分、内庭、丰隆、上巨虚、阴陵泉、阿是穴。

加减：肥胖属脾虚湿阻者，加内关、丰隆、三阴交、列缺；肥胖属胃强脾弱、湿热内蕴者，加曲池、支沟、内庭、腹结；肥胖属冲任失调、带脉不和者，加支沟、中渚、带脉、太溪。

操作：中脘、天枢、关元、内关、丰隆、曲池、支沟、中极、水分、内庭、丰隆、上巨虚、阴陵泉用平补平泻法，三阴交、列缺用补法，内庭、腹结用泻法。隔日施针1次，得气后留针30分钟，15次为1个疗程。

（三）推拿疗法

在依托常规针刺取穴的基础上，还可采用全身放松仰卧位推拿疗法。医者立患者身旁，用一指禅推法自中脘推至水分穴，再由水分推至中脘，往复数次，然后分别选中脘、水分、关元三穴局部做一指禅推法，每穴5分钟，以肠鸣辘辘为度。用右手掌及五指在腹部做点按、散揉数次，而后在上腹、脐部、少腹从左向右，采取提捻挤捏推摩法，反复对脂肪集中的部位重点施术。再用掌根掌面沿升结肠、横结肠、降结肠、乙状结肠的顺序，做顺时针环形运动，依次推按、震颤5分钟，以泻法为主，用拇指点按中脘、天枢、关元、减肥穴，以疏通经络，通腑导滞，宣通气血，调和脏腑。每日1次，10次为1疗程，疗程间休息1天，连续治疗3个疗程。

或者患者取仰卧位，医生循肺、胃、脾、肾经走行经络进行推拿，点按中府、云门、腹结、府舍、中脘、气海、关元等穴。然后嘱患者俯卧位，推拿膀胱经，点按脾俞、胃俞、肾俞等穴。有并发症加相应背俞穴。隔天推拿治疗1次，每天30分钟，每周3次，2周为1个疗程。

（四）刮痧疗法

医生刮患者背部双侧膀胱经，从脾俞穴向下，经胃俞穴刮至肾俞穴，刮20~30次。刮拭腹部任脉，从中脘穴向下，经气海穴刮至关元穴，自上而下20~30次。刮胃经，自滑肉门穴经天枢穴至大横穴，然后自足三里穴经上巨虚穴刮至丰隆穴20~30次。刮手阳明大肠经之合谷穴至曲池穴20~30次，再刮下肢足太阴脾经，自阴陵泉穴刮至三阴交穴20~30次。刮足部太冲穴20~30次。刮拭以局部皮肤发红，皮下出现紫色痧斑、痧痕为度。某些人群的体质决定其不容易出痧，故不必强求出痧。

（五）耳穴贴压疗法

"耳为宗脉之会"，耳穴贴压法治疗肥胖病具有健康、安全、效果好、无不良反应的优点。

用王不留行籽按贴于所取的耳穴（肺、脾、肾、胃、内分泌、饥点、三焦、皮质下、神门）上，刺激迷走神经所支配的外耳道和消化系统，抑制食欲，从而达到减肥的目的。30天为1个疗程。

（六）拔罐疗法

通过负压促进腠理开阖，排除病理产物，结合手法，疏通经络，能够使阴平阳秘，以辅助治疗肥胖。

（1）走罐　令患者先俯卧位后仰卧位，先后充分暴露背部、腹部。根据患者胖瘦选用不同型号的玻璃火罐，一般较胖者选用4~5号罐，瘦弱者选用3~4号罐，用闪火法拔罐。沿正中督脉及两侧膀胱经走罐，皮肤干燥者可用医用甘油润滑，以皮肤潮红或皮下有瘀血为度，隔日1次。局部过敏、溃疡及有出血倾向者慎用。

（2）震罐　以投火法分别于患者中脘、水分两穴拔罐，医生双手持罐做垂直位上下震动，每穴10分钟。

第二节　用药规律

一、辨病用药

目前在我国具有肥胖治疗适应证且获得国家药品监督管理局批准的药物只有奥利司他。该药的常规用量为每日120mg，餐后口服，每日3次。本药品是由链霉素生成的天然的脂肪酶抑制剂lipstatin合成的衍生物。该药的作用机制为抑制胰腺、胃肠道的羧基酯酶和磷脂酶A2的活性，减慢胃肠道中食物脂肪的水解过程，减少饮食中25%~30%的脂肪水解和吸收，从而达到减肥的目的。由于长期使用奥利司，使脂肪吸收减少，可能会造成亲脂性药物吸收减少和脂溶性维生素（维生素A、D、E、K）的缺乏，所以需要补充维生素。

二、辨证用药

肥胖病多为本虚标实之证，故其治疗主要以扶正祛邪为主，可以分型论治。如胃热滞脾证治以清胃泻火，佐以消导，方药予以玉女煎加减；痰湿内盛证治以燥湿化痰、理气消痞，方药予以二陈汤加减；脾虚不运证治以健脾益气、利水渗湿，方药予以参苓白术散加减；肾阳虚证治以温补脾肾、利水化饮，方药予以右归丸合苓桂术甘汤加减；气滞血瘀证治以理气散结、活血化瘀，方药予以血府逐瘀汤合失笑散加减；肝郁克脾证治以疏肝健脾、理气化痰，方药予以柴胡疏肝散加减；饮食积滞证治以健脾消积，方药予以保和丸加减。

主要参考文献

［1］Garvey WT，Mechanick JI，Brett EM，et al. American association of clinical endocrinologists and american college ofendocrinology comprehensive clinical practice guidelines for medical care of patients with obesity［J］. Endocr Pract，2016，22（3）：1-203.

［2］中华医学会糖尿病学分会. 中国2型糖尿病防治指南（2017年版）［J］. 中华糖尿病杂志，2018，10（1）：4-67.

第四章　提高临床疗效的思路和方法

一、多学科综合治疗

肥胖病作为一种多因性疾病，不仅严重影响人们的生活质量，还可引起高血压、糖尿病、冠心病、高脂血症、睡眠呼吸暂停综合征、痛风、抑郁症、肿瘤、骨质疏松、结石等。随着对肥胖病治疗水平的日益提高，多学科联合治疗肥胖病的优势日益显著，已从单学科治疗逐渐转变到多学科有机整合治疗。如肥胖病专科与营养科、内分泌科、中医科、针灸推拿科、心内科、胃肠外科、呼吸科、麻醉科、ICU、妇产科、心理医学科、整形科、骨科、运动医学科、放射科等关系密切，因此很多医院已采用多学科联合治疗模式治疗肥胖病。

多学科联合治疗模式在时间、地点、专业医师配备方面，做到了全面的保障。多学科综合治疗能综合考虑多方面意见，有利于早期对疾病进行恰当的干预，合理评估治疗效果，能有效整合医疗资源，充分发挥各科人员的优势，实现疗效最大化。但多学科联合治疗模式目前尚处于探索阶段，仍缺乏统一的标准。有学者提出涵盖了内分泌科、减重代谢外科、麻醉科、心理科、运动康复医学科、营养医学科、个案管理师等主要学科的多学科治疗中心模式。

二、中西医结合治疗

中医遵循整体观的原则，结合心理、环境、社会等因素，采用中药、药膳、针灸、导引等方法治疗肥胖病。西医以饮食疗法为主，结合运动、药物、手术等治疗方法治疗肥胖病。中西医在治疗肥胖病的认识上，有着很多的一致性。如中医认为病变在脾，也就是肥胖病与消化系统关系密切，西医也有相同观点。临床治疗上，中西医应根据不同的情况、不同的患者，合理地选择治疗方案。在中西医结合治疗的基础上，在不违背中西医本身治疗思想及方法的前提下，结合西医的诊断优势，发挥中医的辨证论治思想，对患者进行综合治疗。

三、加强患者自我调养及治疗意识

饮食过多、运动不足、精神压力过大等都是肥胖病形成的重要因素，而在肥胖病的早期发现与治疗方面，患者的自我调养及治疗意识往往更加关键。对于肥胖病患者来说，在治疗同时应注意自我约束，如饮食的控制、运动的配合、精神的调养等。"顺天道以适食起居，和春气及调达运动，和数术以内外兼修"，即天人合一的观点。《素问·上古天真论篇》谓："上古之人，其知道者，法于阴阳，和于术数。食饮有节，起居有常，不妄作劳，故能形与神俱，而尽终其天年，度百岁乃去。"所谓"法于阴阳"，就是按照自然界的变化规律起居生活，即保持良好的生活和起居规律；"和于术数"即运用运动导引、呼吸吐纳等来调和人体，通过运动导引使人体阴阳气血保持协调，以利于肥胖病的治疗，如太极拳、八段锦、跑步等。有序地进行伸展与舒张活动，可以促进血液循环，增加代谢能力，提高器官功能，有助于将身体调整到最佳状态，有利于对肥胖病并发症的治疗和预防。

主要参考文献

[1] De Gonzalez AB，Hartge P，Cerhan JR，et al. Body-mass index andmortality among 1.46 million white adults [J]. New England Journal of Medicine，2015，363（23）：2211-2219.

[2] 朱晒红，朱利勇，杨湘武，等. 多学科团队在肥胖和2型糖尿病外科治疗中的作用 [J]. 中国实用外科杂志，2014，34（11）：1044-1046.

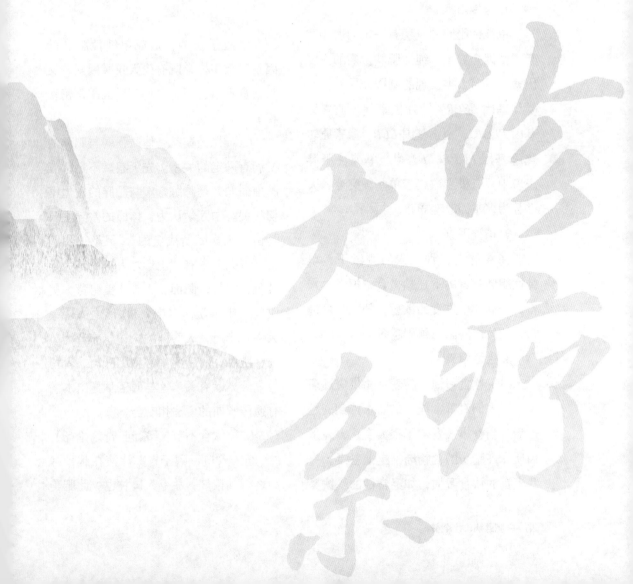

临床篇

第五章　单纯性肥胖

以肥胖为主要临床表现，无明显神经及内分泌系统症状，但伴有脂肪及糖代谢过程障碍的肥胖称为单纯性肥胖。此类肥胖最为常见，约占肥胖总人数的95%。

一、病因病机

（一）西医学认识

1. 遗传因素

单纯性肥胖的发病有一定的遗传背景。基因介导是单纯性肥胖发病的主要因素。目前人类发现的基因介导如瘦素受体基因 LEPR、阿片黑素促皮质素原基因 POMC、瘦素基因 LEP、激素原转化酶基因 PCI/PCSK1 等。单纯性肥胖患者中只有极少数属于单基因突变，大多数为多基因改变导致。

2. 精神因素

在食物色、香、味的刺激下，单纯性肥胖患者的下丘脑摄食中枢发生兴奋，进而产生进食的欲望，随之过量进食，使体内的脂肪越积越多。

3. 生活因素

（1）饮食习惯　随着食物供应逐渐丰富，人们对日常能量的需求得到满足以后，膳食模式发生了很大变化，高蛋白质、高脂肪的食物渐渐走上餐桌。一些不良的饮食习惯，如经常性的暴饮暴食、夜间加餐等，也是许多人发生肥胖的重要原因。

（2）缺乏运动　随着现代交通工具和生产工具的日渐完善，职业性体力劳动和家务劳动不再需要人们亲力亲为，使其缺乏运动，导致人体的热量消耗减少，继而发生肥胖。

（二）中医学认识

1. 病因

中医学认为，形成单纯性肥胖的因素复杂多样，既有先天禀赋因素，又与饮食不节、情志失调等后天因素密切相关。

（1）先天禀赋　体质强弱与肥胖的发病有一定的关系。先天禀赋不足，五脏虚弱尤其是脾脏素虚与肥胖的发生密切相关。中医学认为，体质的差异主要是由先天禀赋所决定的。《灵枢·阴阳二十五人》中有"土形之人……其为人黄色，大腹，圆面，大头，美肩背，美股胫，小手足，多肉""水形之人……大头，小肩，大腹"的论述。前者为单纯性肥胖，后者为中心型肥胖，二者均与先天禀赋有关。这与西医学指出本病有遗传倾向的说法相吻合。

（2）饮食不节　《素问·奇病论篇》："夫五味入口，藏于胃，津液在脾，脾为之行其精气，故令人口甘也。此肥美之所发也。此人必数食甘美而多肥。"《临证指南医案》："膏粱酒醴过度，或嗜饮茶汤太多，或食生冷瓜果及甜腻之物。其人色白而肥，肌肉柔软。"湿从内生，其必食膏粱酒醴过度，或食生冷瓜果及甜腻之物，嗜饮茶汤太多。

（3）起居不节 《素问·宣明五气篇》曰："久卧伤气。"《医学入门》也强调久卧久坐尤伤人也。久卧、久坐，必使人体脏腑运化无力，输布失调，从而膏脂内聚，使人肥胖。

（4）年老体衰 《素问·阴阳应象大论篇》："年四十，而阴气自半也，起居衰也。体重，年五十，耳目不聪矣。"由于人到中年以后，脾胃运化功能逐渐减弱，脾胃对肥甘厚味的转化功能也逐渐减退，水谷精微化生输布缓慢，痰湿脂浊蓄积体内，导致体脂满溢。外加年老体衰，好逸恶动，导致身体逐渐肥胖。

（5）六淫因素 《症因脉治》曰："坐卧卑湿，或冲风冒雨，则湿气袭人，内与身中之水液，交凝积聚。"《医碥》曰："痰本吾身之津液……苟失其清肃而过热，则津液受火煎熬，转为稠浊；或失于温而过于寒，则津液因寒积滞，渐致凝结，斯痰成矣。"

（6）七情所伤 如怒则伤肝，肝失疏泄，肝木乘脾土；再如思则伤脾，可影响脾对水液的布散功能而引起肥胖。

（7）地域因素 《素问·异法方宜论篇》曰："西方者，金玉之域，沙石之处，天地之所收引也。其民陵居而多风，水土刚强，其民不衣而褐荐，其民华食而脂肥，故邪不能伤其形体，其病生于内。"

2.病机

饮食过多引起肥胖的机制为实热滞积于胃肠道而化热生燥，过度腐熟，消化与吸收功能太过强盛，所以食多而肥。虚证的肥胖可责于脾的运化功能失常，脾阳虚弱，则气血津液运化输布失调，致使津液输送障碍，凝聚为痰湿浊脂，痰湿可"随胃上逆之气，胶延胸膈，乘卫气之隧隙浇灌腠理"。痰与湿是肥胖病的病理产物，痰湿之内蕴源于肥甘酒酪，膏粱厚味，痰湿混杂在血脂之中，因其质稠厚，在《黄帝内经》里称之为"血浊""浊脂"。浊脂壅塞于脉络，致使脉络痹阻不通，导致肥胖并生其他病变。水湿失运，致使肌肤肿胀，乃是肾气不足所致，特别是经产女性或围绝经期女性，肾气不足，化气行水功能衰退，也可导致痰湿浊脂内聚，造成肥胖病。

总之，对于单纯性肥胖，脏腑功能的失调是本，六淫、饮食、情志、起居等因素为标，并往往在多种因素的共同作用下产生。

二、临床诊断

（一）辨病诊断

（1）BMI 该指数是衡量人体胖瘦程度的常用指标之一。我国BMI：18.5~23.9kg/m^2 为正常，24.0~27.9kg/m^2

为超重，≥ 28kg/m² 为肥胖。

（2）腰围及腰髋周径比　腰围是衡量腹型肥胖的重要指标。腰围的测量方法：让受试者直立，两脚分开 30~40cm，用一根无弹性且最小刻度为 0.1cm 的软尺，放在右腋中线胯骨上缘与第 12 肋下缘连线的中点（腰部的天然最窄部位），沿水平方向环绕腹部一周，紧贴而不压迫皮肤，在正常呼吸末测量腰围的长度，读数准确至 0.1cm。髋周径是指臀部最大周径。亚洲男性腰髋周径比 > 0.90，女性 > 0.85 即可确诊为中心型肥胖。

（3）皮褶厚度测定　常用测定部位为肱三头肌和肩胛下角部位。两者之和大于 50mm（男性）、70mm（女性）可认为是肥胖。

（4）内脏脂肪面积　用 CT 或核磁共振扫描第 3 腰椎和第 4 腰椎水平可计算内脏脂肪面积，面积超过 130cm² 与单纯性肥胖相关，小于 110cm² 则危险性低。

（5）测量体脂率　正常人体脂率因年龄、性别而不同，新生儿体脂约为体重的 10%，成年男性体脂为体重的 10%~15%，成年女性体脂为体重的 15%~20%。如果成年男性体脂率超过 25%，成年女性体脂率超过 30%，则应视为肥胖。

（二）辨证诊断

中医学认为，单纯性肥胖的主要症状是形体丰满，膏脂过剩。肥胖的病位以脾为主，以脾肾气虚证多见，伴脘腹胀满，排便不利。应详察舌脉，抓住重点，精确辨证，精心遣药，方能取得较好疗效。

1. 痰浊中阻证

临床证候：肥胖，头晕，头胀痛，头重如裹，昏昏欲睡，口黏甜，胸膈满闷，脘腹痞胀，肢体困重，动则更甚，大便不爽，舌淡，苔白腻或黄腻，脉滑。

辨证要点：肢体困重，头重如裹，口甜黏腻，苔腻，脉滑。

2. 胃热湿阻证

临床证候：肥胖，消谷善饥，口渴喜饮，声高气粗，口臭，大便秘结，舌质红，苔腻微黄，脉滑或数。

辨证要点：消谷善饥，口臭，苔腻微黄，脉滑或数。

3. 肝郁气滞证

临床证候：肥胖，胸胁胀满，胃脘痞胀，月经不调，失眠多梦，情绪起伏大，精神抑郁或烦急易怒，大便不畅，舌淡红或偏红，苔薄白且腻，脉弦细。

辨证要点：胸胁胀满，精神抑郁或烦急易怒，脉弦细。

4. 气滞血瘀证

临床证候：肥胖，两胁胀满，甚至刺痛，胃脘痞满，烦躁易怒，口干舌燥，头晕目眩，失眠多梦，月经不调或闭经，舌质暗有瘀斑，脉弦细且涩。

辨证要点：肥胖，胁胀刺痛，舌质暗有瘀斑，脉弦细且涩。

5. 胃热壅盛证

临床证候：面色红润，消谷善饥，渴喜冷饮，口臭，舌红苔黄，脉多滑数。

辨证要点：消谷善饥，渴喜冷饮，舌红苔黄。

6. 脾虚湿滞证

临床证候：肥胖，浮肿，疲乏无力，肢体困重，尿少，纳差，腹满，动则气短，舌体胖大，质淡红，苔厚腻，脉沉细且滑。

辨证要点：肢体困重，腹满，苔腻，脉沉细且滑。

7. 阴虚燥热证

临床证候：肥胖，手足心热，口干，心中烦热，盗汗，大便干结，尿赤，舌红赤偏干，苔少，脉细数。

辨证要点：心中烦热，盗汗，舌红少苔，脉细数。

8. 脾肾阳虚证

临床证候：肥胖，畏寒肢冷，疲乏无力，腰膝酸软，面目浮肿，腹胀便溏，舌淡，苔薄腻，脉沉细。

辨证要点：畏寒肢冷，腰膝酸软，腹胀便溏，脉沉细。

三、鉴别诊断

（一）西医学鉴别诊断

1. 药物性肥胖

该类患者约占肥胖病患者人群的2%，特点是肥胖与药物服用相关。如诸多患者在服用肾上腺皮质激素类药物后，出现肥胖，多见满月脸、水牛背。

2. 皮质醇增多症

皮质醇增多症的特点是中心型肥胖。患者四肢较细小，脸圆如满月，腹大呈球形，上背部脂肪沉积，皮肤角质层菲薄，多血质外貌、多毛、皮肤紫纹。检查提示 17- 羟皮质类固醇及 17- 酮类固醇明显增多，地塞米松抑制试验阳性，肾上腺阴影增大，24 小时尿游离皮质醇也明显高于正常值的 8~10 倍（正常值为 70μg）。

3. 甲状腺功能减退性肥胖

该病的特点是患者的脂肪堆积主要在肩背、下腹部、臀髋部等处，且皮肤苍白，粗糙。下肢出现凹陷性黏液性水肿，表情呆板，鼻唇增厚，头发、眉毛常脱落，舌大而发音不清。检查提示 TSH 升高，T_3、T_4、FT_3、FT_4 及 ^{131}I 吸收率降低。

4. 高胰岛素性肥胖

该病是代谢综合征的主要病症之一，多与胰岛素抵抗同时存在，检测血清胰岛素含量有助于确诊该病。

5. 垂体性肥胖

由于腺垂体功能低下所引起的肥胖称为垂体性肥胖，属于下丘脑综合征。其发生的原因与腺垂体功能低下有关。腺垂体功能低下导致生长激素、促皮质素、促甲状腺激素分泌减少，从而使机体代谢率下降，体内脂肪分解减少，合成增加。患者出现嗜睡、食欲亢进、月经失调、闭经、皮色淡、毛发脱落、性欲减退等症状。头颅CT显示蝶鞍增大，前、后床突上翻及鞍底等骨质破坏。

6.肥胖性生殖无能症

临床表现除肥胖外，常伴有肘外翻畸形、膝内翻畸形、生殖器官发育不良、闭经、不孕、性欲低下。此病的发病原因是下丘脑–垂体感染、肿瘤、外伤等，有些患者可能与遗传或先天性因素有关。

7.下丘脑性肥胖

患者曾患有各种脑炎、脑膜炎、脑部损伤及肿瘤等疾病。除肥胖外，常伴有智力减退、尿崩症、性功能减退、睡眠节律反常等。

（二）中医学鉴别诊断

1.水肿

水肿与单纯性肥胖都会出现体重增加。水肿是体内水液潴留，泛滥肌肤，临床表现以头面、眼睑、四肢、腹背浮肿为主要特征。水肿与肺、脾、肾相关，关键在肾。多因风邪侵袭、湿毒内攻、水湿浸淫、湿热壅滞、饮食不节、劳欲久病等引起，基本病机为肺失通调，脾失转输，肾失开合，三焦气化不利。多有心悸、疮毒、紫癜等病史。水肿消失后体重可迅速减轻，而单纯性肥胖患者体重减轻则相对较缓。

2.鼓胀

鼓胀与单纯性肥胖同样可以出现腹部胀大。特点是腹部胀大，绷急如鼓，皮色苍黄，脉络显露。"鼓"指腹大皮急，其状如鼓，"胀"指腹部胀满不适。鼓胀多由酒食不节、情志刺激、虫毒感染引起，病位主要在肝脾，久则及肾，由于肝、脾、肾三脏功能失调，气滞、血瘀、水湿内停，而形成鼓胀。鼓胀初期脘腹作胀，食后尤甚，继而腹部胀大如鼓，重者腹壁青筋暴露，脐孔突起。常伴有乏力、纳差、尿少、齿衄、鼻衄、皮肤紫斑等症，单纯性肥胖无脐突、腹部青筋等症状。

四、临床治疗

（一）辨病治疗

1.治疗目标

通过减重预防，治疗肥胖相关性并发症，以改善患者的健康状况。制定目标常遵循以下步骤：①风险评估：根据 BMI 分级情况，结合患者腰围、血压、血脂、空腹血糖、胰岛素、肝功能、肾功能、家族史、用药史、体力活动情况（轻、中、重）等进行风险评估。②依据患者就诊时测量的身高、体重、腰围、24 小时饮食回顾（食物频度表）、生活方式调查表（运动习惯）、心理测量表、血压、血糖、血脂谱、胰岛素、C 肽、C 反应蛋白等进行营养减重评估。③选择减重方式：如限能量平衡膳食、高蛋白膳食、轻断食治疗等。④减重目标：常按减现体重 5%、10%、15% 划分，减肥周期常定为 3~6 个月。初级目标：体重下降 ≥ 5%；中级目标：体重下降 ≥ 10%；高级目标：体重下降 ≥ 15%。

2.膳食控制

膳食控制方法分为限能量平衡膳

食、低能量膳食、极低能量膳食、高蛋白质膳食、轻断食模式等多种方法。

合理的饮食方案包括合理的膳食结构和摄入量。减重膳食构成的基本原则为低能量、低脂肪、适量蛋白质，同时增加新鲜蔬菜和水果在膳食中的比重，避免进食油炸食物，尽量采用蒸、煮、炖的烹调方法烹制食品等。在膳食营养素平衡的基础上减少每日摄入的总热量，肥胖男性每日的能量摄入控制在 1500~1800kcal，肥胖女性每日的能量摄入控制在 1200~1500kcal，或在目前每日能量摄入水平基础上减少500~700kcal。蛋白质、碳水化合物和脂肪提供的能量比应分别占总能量的15%~20%、50%~55% 和 30% 以下。

3. 运动处方

运动是减重治疗中不可或缺的一部分。适当规律的运动有利于控制单纯性肥胖并发症的发生，降低风险。单纯性肥胖患者的运动应在医师的指导下，依据其体质情况进行。合理安排运动干预的形式，采用复合性的运动方案，能起到更佳的干预效果。

运动项目的选择应考虑患者的兴趣爱好、年龄、并发症、身体承受能力等因素。运动对减肥的影响取决于运动的方式、强度、时间、频率等。运动量和强度应当逐渐递增，最终达到有效量。

4. 药物治疗

（1）非中枢性减重药　奥利司他。本药品是由链霉素生成的天然的脂肪酶抑制剂 lipstatin 合成的衍生物。此药

品能够抑制胰腺、胃肠道的羧基酯酶和磷脂酶 A2 的活性，减慢胃肠道中食物脂肪的水解过程，从而减少饮食中25%~30% 的脂肪水解和吸收。餐后口服 120mg。

（2）中枢性减重药　①盐酸芬特明：主要通过诱导中枢神经去甲肾上腺素的释放来抑制食欲，从而起到减肥的功效。用于中度及重度单纯性肥胖的短期治疗。不良反应有血压升高、心悸，故不可用于有心血管疾病或高血压的肥胖病人群，服药期间需监测患者血压。1 次 15~30mg，每日 1 次，早餐前服用。②盐酸安非拉酮：该药具有抑制食欲的功能，这种功能与刺激下丘脑的阿片－促黑素细胞皮质素原释放神经元（促皮质素原）相关。不良反应有口干、失眠、头昏、轻度血压升高等。1 次80mg，每日 1~2 次，饭前 2 小时服用。

5. 手术治疗

单纯性肥胖患者手术适应证

（1）BMI ≥ 32.5kg/m²，推荐手术；27.5kg/m² ≤ BMI < 32.5kg/m²，经改变生活方式和内科治疗难以控制，且至少符合 2 项代谢综合征组分，或存在并发症，综合评估后可考虑手术。

（2）男性腰围 ≥ 90cm、女性腰围 ≥ 85cm，参考影像学检查提示中心型肥胖，经多学科综合治疗协作组（MDT）广泛征询意见后可酌情提高手术推荐等级。

目前，手术治疗单纯性肥胖包括腹腔镜胃袖状切除术（LSG）、腹腔镜

Roux-en-Y 胃旁路术（LRYGB）、胆胰转流十二指肠转位术（BPD/DS）三种。近年来手术治疗主要是以胃袖状切除术（SG）为基础的复合手术。此外，也有一些为减少手术并发症而改良的手术。如腹腔镜胃袖状切除术加胃底折叠术，其目的是减少术后反流的发生。

对于术后患者，应培养患者养成良好的生活习惯，预防糖尿病等疾病发生的风险。术后长期按计划对患者进行随访和监测是保证术后疗效的关键。对于重度肥胖患者，监测血清肌酸激酶（CK）水平和尿量，以排除横纹肌溶解。对于 BMI > 35kg/m^2 的患者，为预防胆囊结石形成，建议术后 1 个月复查胆囊超声，必要时服用熊去氧胆酸，预防胆囊结石形成。育龄女性术后 12~18 个月内应避免妊娠。术后无论何时妊娠，均须严密监测母体维生素和微量元素水平，包括血清铁、叶酸、维生素 B$_{12}$、维生素 K$_1$、血清钙、脂溶性维生素等，以保证胎儿健康。

（二）辨证治疗

1. 辨证论治

（1）痰浊中阻证

治法：化痰泄浊。

方药：温胆汤。本方由半夏 6g，竹茹 6g，麸炒枳实 6g，陈皮 9g，茯苓 4.5g，炙甘草 3g，生姜 5 片，大枣 1 枚组成。

加减：头晕胀重如裹，昏昏欲睡较重者可加藿香、佩兰、菖蒲、苍术各 10g；食欲亢进者加黄芩 15g；伴畏寒者加桂枝 10g；伴乏力明显者加生黄芪 30g。

（2）胃热湿阻证

治法：清热化湿和胃。

方药：防风通圣散。本方由防风 10g，防己 10g，制大黄 10g，栀子 10g，连翘 10g，赤芍 10g，当归 10g，生石膏（先煎）10g，滑石（先煎）10g，甘草 10g，木通 10g，泽泻 15g 组成。

加减：头胀明显者加野菊花 10g；口渴者加荷叶 10g；若夜尿多或尿如脂膏者加益智仁、菟丝子、生白果各 15g；便秘者可加草决明 10g 通便；阳痿早泄者加淫羊藿 10~15g，仙茅 10~15g。

（3）肝郁气滞证

治法：疏肝理气。

方药：柴胡疏肝散。本方由陈皮（醋炒）6g，柴胡 6g，川芎 5g，香附 5g，枳壳（麸炒）5g，芍药 5g，炙甘草 3g 组成。

加减：气郁重者可加香附 10g、郁金 10g、川芎 8g；腹胀重者加茯苓 15g；食欲亢进者加黄芩 15g，心烦者加牡丹皮 10g，栀子 10g。

（4）气滞血瘀证

治法：疏肝理气，活血化瘀。

方药：桂枝茯苓丸合苍术导痰汤。桂枝茯苓丸由桂枝 9g，茯苓 9g，牡丹皮 9g，桃仁 9g，芍药 9g 组成；苍术导痰汤由苍术 6g，香附 6g，陈皮 4.5g，白茯苓 4.5g，枳壳 3g，半夏 3g，胆南星 3g，炙甘草 3g 组成。

加减：血瘀证轻者可加丹参9g、益母草15g；血瘀证重者则加水蛭5g、全蝎3~5g；脘腹胀满者加香附、枳壳、柴胡、川楝子各6g。

（5）胃热壅盛证

治法：清胃泻火。

方药：半夏泻心汤。本方由半夏9g，黄芩6g，干姜6g，人参6g，炙甘草6g，黄连3g，大枣4枚组成。

加减：大便秘结者可加大黄9g；心烦明显者可加栀子10g、淡豆豉10g。

（6）脾虚湿阻证

治法：健脾利湿。

方药：参苓白术散。本方由人参10g，茯苓10g，白术（炒）10g，山药10g，白扁豆（炒）8g，莲子5g，薏苡仁（炒）5g，砂仁5g，桔梗5g，甘草10g组成。

加减：血瘀水停者加泽兰、车前草各10g；乏力明显者加党参20g、西洋参10g；腹胀而满者加厚朴10g、枳壳15g；纳差者加佛手10g、牛山楂5g。

（7）阴虚燥热证

治法：滋阴清热。

方药：消渴方。本方由黄连粉6g，天花粉15g，牛乳30ml，藕汁50ml，生地黄汁50ml组成。

加减：口干甚者加麦冬、葛根各10g；津伤便秘者加决明子30g；燥热便结者加大黄3~6g。肥胖较重者可加苦瓜、荷叶各10g。

（8）脾肾阳虚证

治法：温肾健脾。

方药：真武汤合保元汤。真武汤由茯苓9g，芍药9g，生姜9g，制附子9g，白术6g组成。保元汤由人参3g，黄芪9g，甘草2g，肉桂2g组成。

加减：腰膝酸软明显者可加牛膝10g；动则喘作者可加黄芪30g；便溏腹胀者加佛手30g。

2. 外治疗法

（1）针灸疗法

基本穴位：选取中脘、水分、天枢、关元、气海、足三里、丰隆、阴陵泉、三阴交等穴位进行针灸。诸穴共用可健脾利肠、化痰消脂。

辨证选穴：①痰浊中阻：内关、合谷以化痰泄浊；②胃热湿阻：胃俞、大椎以清胃化湿；③肝郁气滞：期门、太冲以疏肝理气；④气滞血瘀：行间、血海以理气化瘀；⑤胃热壅盛：胃俞、曲池以清胃泻火；⑥脾虚湿阻：脾俞、支沟以健脾利湿；⑦阴虚燥热：肾俞、太溪以滋阴清热；⑧脾肾阳虚：肾俞、脾俞以温肾健脾。

（2）推拿疗法

①通经：医生用一指禅推法自中脘推至水分穴，再由水分推至中脘，往复数次，然后一指禅推中脘、水分、关元三穴。操作5分钟左右，以肠鸣辘辘为度。②捏腹：医生用右手五指及掌在腹部作点按、散揉数次，而后以顺时针为序，提捻挤捏腹部，反复对脂肪集中的部位重点施术10分钟左右，以疏通经络，宣通气血。③摩腹：用掌根掌面在患者腹部沿顺时针方向环摩5分钟左

右，力度以不带动皮肤运动为宜。患者能够明显感觉腹部有温热胀感，以通腑导滞，调节脏腑。④拿法：针对患者双下肢、胁肋部及双上肢肌肉操作10分钟左右，力度以带动皮下肌肉组织为度，以理筋通脉，祛脂减肥。每日1次，30次为1个疗程。

（3）循经点穴　患者仰卧位，医生循肺、胃、脾、肾经走行进行推拿，点中府、云门、腹结、府舍、中脘、气海、关元等穴，然后换俯卧位，推拿膀胱经，点脾俞、胃俞、肾俞等穴，有并发症加相应腧穴。隔天推拿治疗1次，每天30分钟，每周3次，2周为1个疗程。

（4）耳穴贴压疗法　医生用生王不留行籽按贴于所取的耳穴（肺、脾、肾、胃、内分泌、饥点、三焦、皮质下、神门）上，食欲亢进者加外鼻，心悸气短者加心、肺，便秘者加大肠，尿少者加尿道，月经不调者加肾，以刺激迷走神经所支配的外耳道和消化系统功能，抑制食欲，达到减肥的目的。30天为1个疗程。

（5）拔罐疗法

①走罐：令患者先俯卧位后仰卧位，先后充分暴露背部、腹部。根据患者胖瘦选用不同型号的玻璃火罐，一般较胖者选用4~5号罐，瘦弱者选用3~4号罐，用闪火法拔罐。火罐吸附力的强度以受试者能耐受为度，沿正中督脉及两侧膀胱经走罐，皮肤干燥者可用医用甘油润滑，一般不需要润滑剂亦可直接

走罐，以皮肤潮红或皮下出现瘀血为度，隔日1次，局部过敏、溃疡及有出血倾向者慎用。

②震罐：以投火法分别于患者中脘、水分两穴上拔罐，医生双手持中脘、水分两穴上火罐做垂直位上下震动，每穴10分钟。以患者肠鸣辘辘为度。

3. 成药应用

（1）减肥胶囊　清热、活血、降浊。用于单纯性肥胖。由海藻酸钠、番泻叶、虎杖、人参茎叶皂苷粉组成。1次4粒，1日3次，饭前40分钟温开水服用。

（2）降脂减肥片　滋补肝肾、养益精血、扶正固本。用于高脂血症、单纯性肥胖等。由何首乌、三七、葛根、菟丝子、枸杞子、松花粉、丹参、大黄、泽泻、茵陈组成。1次4~6片，1日3次。

（3）轻身减肥片　益气健脾，活血化瘀，宽胸去积。用于单纯性肥胖。由大黄、山楂、泽泻、丹参、防己、茵陈、水牛角、黄芪、白术、川芎组成。1次4~5片，1日3次。

（4）减肥通圣片　清热燥湿，化痰减肥。用于湿热内阻引起的单纯性肥胖。由苦参、昆布、大黄（酒制）、麻黄、玄明粉、石膏、黄芩、滑石粉、栀子、当归、荆芥、川芎等组成。1次6片，1日3次，30天为1个疗程。

4. 单方验方

（1）大黄粉　具有清热、活血、化

瘀、减肥的功效。适用于热证、实证的肥胖。每日 5g，开水冲泡。[周国雄，朱秉匡. 常见中老年疾病防治与康复. 广州：广东科技出版社，2005.]

（2）荷叶　具有减肥、降脂的功效。适用于单纯性肥胖。每日 10g，代茶饮。[中华中医药学会. 中医内科常见病诊疗指南. 北京：中国中医药出版社，2008.]

（3）消肥饮　具有减肥降脂的功效。适用于单纯性肥胖。荷叶 3g，山楂 15g，泽泻 9g，每日 1 剂，开水泡服。[周国雄，朱秉匡. 常见中老年疾病防治与康复. 广州：广东科技出版社，2005.]

（三）医家诊疗经验

1. 王琦教授

王琦教授认为，肥胖的发病机制是气虚导致痰凝，痰凝而致瘀血。治疗中应注意肥胖气虚、痰湿、瘀血相互关联的关系，不可孤立地分析某单一的致病因素，不论肥胖是由痰而瘀，或是直接由瘀致病，治疗上都以补气健脾温阳作为基本方法。

2. 方剑乔教授

方剑乔教授通过针药并用，治疗中青年腹型肥胖。以大柴胡汤合平胃散加减作为基本方。方中以柴胡、枳实梳理全身气机，苍术、厚朴祛除机体之湿浊，半夏、陈皮燥湿化痰，黄芩清湿热，赤芍凉血行瘀，桃红活血祛瘀。以上诸药借酒大黄活血泄浊之力，

使机体内的水湿、痰浊、瘀浊等邪排出体外。配合针灸，在中脘、建里、下脘、水分等穴位加用电针，治疗效果显著。

3. 徐云生教授

徐云生教授认为，脾虚是肥胖发生之本，痰瘀为肥胖发生之标。现代人饮食不节，过食肥甘厚味，起居无常，作息无律，喜卧懒动，情绪难以自控，日久则严重耗伤脾气，动摇后天之根本。而脾失健运，水谷精微不布，聚痰生湿，而为膏脂。痰浊阻碍气机升降，流注经脉，影响气血运行，形成血瘀。故徐云生教授临证时，不仅注意补脾，同时善用化痰散瘀之品，如牡丹皮、丹参、泽泻、山楂等，以期标本兼治，疗效显著。

4. 邹云翔教授

邹云翔教授治疗单纯性肥胖，用荷叶 10g，冬令用干物，水煎服。数十剂后，患者体重减轻，血脂恢复正常。在夏令用鲜荷叶煮粥食之，或用鲜叶代茶，皆效。

5. 陈香教授

陈香教授以"温""补"并用治肥胖。陈香教授认为，中医早有"肥人多痰湿"和"肥人气虚"之说，故以温补脾肾为法，治疗女性停经前肥胖，常取黄芪、淫羊藿为君药，温补脾肾；再配以肉桂、续断、白术温肾助阳化气，茯苓、泽泻健脾利湿；佐以山药，使其补而不燥，泻不伤阴；最后配伍当归、泽兰养血活血，入血分以通经行水。全方

使肾充脾运，痰湿得化，经水自行。此乃"补而通之"。

6. 魏子孝教授

魏子孝教授治疗单纯性肥胖，因时制宜，认为本病虚实夹杂，脾肾不足乃是病机根本，痰湿、瘀血为其实证。立法上以祛邪为主，辅以扶正。用肉桂3g以补命门之火，补火生土，以健脾运。

五、预后转归

单纯性肥胖往往伴有高血压、高血脂、冠心病、2型糖尿病等疾病。有44%的2型糖尿病、23%的缺血性心脏病、7%~41%的癌症与单纯性肥胖有关。单纯性肥胖患者由于体内脂肪过多堆积，胸壁增厚，横膈抬高，横膈活动度下降，导致肺通气功能障碍。患者身体负担增加，动作迟缓，协调性差，也会引起许多骨关节疾病，如骨性关节炎、糖尿病性关节炎和痛风性关节炎。单纯性肥胖患者皮肤脆性增高，容易发生皮炎、湿疹、化脓、真菌感染等。同时患者腰腹部、四肢等处容易出现肥胖纹。

六、预防调护

（一）预防

（1）积极开展卫生宣传教育，根据不同年龄、不同条件的患者，制定相应的饮食结构标准、食量标准及活动量。

（2）在儿童及青少年期就鼓励患者科学饮食，合理运动锻炼。

（二）调护

1. 饮食护理

医生应指导患者改变不良的饮食行为，限定患者只在家中餐桌旁进食，使用小容量的餐具，保持细嚼慢咽，每次进食前喝少量水，不食油炸食品等。可适当增加胡萝卜、芹菜、苹果等低热量的蔬菜水果以增加饱腹感。定期评估患者的营养状况，包括体重的控制情况和实验室检查结果的变化。

2. 用药护理

对使用药物辅助治疗的患者，医生应指导其正确服用药物，并观察其状态，及时处理药物不良反应。如芬特明、安非拉酮应早、晚餐前服用；脂肪酶抑制剂奥利司他的主要不良反应是排便呈烂便、脂肪痢、恶臭便，肛门常有脂滴溢出而容易污染内裤。应指导患者及时更换，并注意肛周皮肤护理。

3. 心理护理

与患者讨论疾病的治疗及预后相关情况，使其明确治疗效果和转归，增加患者战胜疾病的信心；鼓励患者进行自身修饰，穿着合适的衣着，增加心理舒适和美感；鼓励患者与他人交往，鼓励其加入社会团体、积极参加社会活动。嘱家属和周围人群不要歧视患者，避免伤害自尊。

七、专方选要

1. 健脾益肾散

本方补脾益肾，祛肥降脂，适用

于单纯性肥胖。组成：山药 30g，茯苓 30g，大豆 30g，黑米 30g，山楂 20g，黑芝麻 30g。将上品烘干，研极细末，制成散剂。每餐 30g，用开水调成粥状，细嚼慢咽服下。可适当增食蔬菜水果。[米一鹗. 首批国家级名老中医效验秘方精选. 北京：国际文化出版公司，1999.]

2. 张氏减肥方

本方健脾，燥湿，化痰，用于痰湿型肥胖。组成：法半夏 10g，陈皮 10g，白茯苓 10g，炒薏苡仁 10g，炒苍术 15g，炒白术 15g，大腹皮 20g，车前草 20g，炒泽泻 20g，冬瓜皮 20g，炙香附 10g，柏子仁 10g。[胡熙明. 中国中医秘方大全. 上海：文汇出版社，1991.]

主要参考文献

［1］陈家伦. 临床内分泌学［M］. 上海：上海科学技术出版社，2011.

［2］中华人民共和国国家卫生和计划生育委员会. 成人体重判定 中华人民共和国卫生行业标准：WS/T 428—2013［S］. 北京：中国标准出版社，2013.

［3］中华医学会内分泌学分会. 中国 2 型糖尿病合并肥胖综合管理专家共识［J］. 中华内分泌代谢杂志，2016，32（8）：623-627.

［4］Garvey WT, Mechanick JI, Brett EM, et al. American association of clinical endocrinologists and american college of endocrinology comprehensive clinical practice guidelines for medical care of patients with obesity［J］. Endocr Pract, 2016, 22（3）：1-203.

第六章　儿童及青少年肥胖

近30年，全球儿童的肥胖率呈逐年增长的趋势，儿童及青少年肥胖已成为严重的公共卫生问题。随着经济的飞速发展，我国儿童及青少年的肥胖率也呈逐年上升的趋势。这一趋势不仅影响儿童及青少年的体形，对心肺功能及心理健康也会造成影响。因此，儿童及青少年肥胖这一公共卫生问题不容忽视。

一、病因病机

（一）西医学认识

儿童及青少年肥胖多数为单纯性肥胖，少数病例为继发性肥胖。通常认为该病由以下几点因素造成。

1. 遗传因素

基因在儿童及青少年肥胖的发生中起着重要的作用。体脂及其分布的遗传性高达65%~80%，与身高的遗传性相当。目前发现有200多种基因位点与儿童及青少年肥胖的发生有关，只有极少数病例属于单基因突变。大多数病例为多基因共同作用导致。

2. 胎儿期营养因素

出生时低体重的婴儿由于在胎儿期营养不良，为保证重要器官如大脑的营养供给，不得不减少内脏器官的营养供给。内脏器官因长期适应于低水平代谢状态，致使发育存在潜在的异常。出生后，若婴儿处于营养相对过剩的环境下，易发生代谢紊乱，出现肥胖等代谢性疾病。出生时高体重也是儿童及青少年肥胖的一个重要因素。因为胎儿后期是脂肪细胞的数量增多和体积增大最快的阶段，而且脂肪细胞一旦形成则不会消失，这就为以后肥胖奠定了基础。

3. 化学制品和药物因素

化学制品（如农药、植物激素、合成洗涤剂、石油制品等）在生活过程中使用不当可导致患者体重增加。食用经过化工处理的食物也可能导致肥胖。另外，药物因素也是引起儿童及青少年肥胖的一个很重要的因素，引起肥胖的常见药物是皮质类固醇药物。

4. 饮食运动因素

近年来随着生活水平的提高，儿童及青少年的户外活动减少，高能量摄入（高脂肪、高糖）增多导致儿童及青少年体重增加。有研究表明脂肪重聚期（3~6岁）是肥胖发生的关键期。学龄前的儿童基本饮食方式已经建立，牙齿的研磨能力和胃肠道的消化吸收能力也较幼儿时期有了显著增强，如果食物摄入过量（过食油炸食品和色香味食品）或热量消耗不足（室内看电视增多、运动减少），就会发生肥胖。

5. 社会因素

一些传统观点如"胖是健康""胖

为有福"导致家长对儿童与青少年肥胖的认识不足，缺乏肥胖病相关知识，忽略了对孩子体重的管理，导致儿童及青少年肥胖的发生。

（二）中医学认识

常见先天禀赋不足、饮食失节、好静恶动等。其病多本于脾肾，与心、肝、胃相关。先天因素多根源于肾，肾藏真元之气，是人体生命活动的根本。若肾气亏虚，气化失常，肾阳不能温煦脾土，必然引起精微物质的转化和贮存失去平衡，导致肥胖的发生。后天又因脾气不足，失于健运，不能正常化气行水而湿浊内聚，溢于肌肤而致肥胖。胃主受纳腐熟水谷，若胃热炽盛，功能亢进，则消谷善饥，饮食过量，亦可导致肥胖发生。

1. 先天禀赋不足

张景岳在《景岳全书·杂症谟》中说："禀赋素弱多有阳衰阴盛者，此先天之阳气不足也；或所丧失太过以致命门火衰者，此后天之阳气失守也。"先天禀赋取决于父母的健康状态，特别是受孕时父母双方的健康状态，以及受孕后母亲的营养状况、精神状态、疾病经历等因素。肥胖患儿多偏阳不足，父母多为阴性体质，较胖的父母容易生出肥胖的小孩。

2. 饮食不节

（1）饮食过多　儿童脾胃素弱，摄入水谷精微过多，则不能运化水谷，导致营养物质的潴留，引起肥胖。

（2）饮食不规律　不进食早餐，导致午餐摄入过多，短时间内不能运化水谷，也能导致肥胖的发生。

（3）饮食偏嗜　由于部分儿童喜欢进食肥甘厚味之品，这些食物能量过高，及儿童进食后不能及时地消耗，导致了肥胖的发生。

3. 好静恶动

现代社会儿童生活环境发生了巨大改变，户外活动、运动减少，室内活动、静态活动增多，导致机体运化功能失调，痰浊内聚，日久生痰，发生肥胖。

二、临床诊断

（一）辨病诊断

1. 诊断要点

儿童和青少年肥胖多指单纯性肥胖，即无明显代谢和内分泌疾病，机体摄入热量超过消耗热量，内脏和皮下脂肪积蓄过多。单纯性肥胖占儿童和青少年肥胖总数的95%~97%。

WHO儿童肥胖判断标准如表6-1所示。发现儿童及青少年肥胖后，除了对其肥胖程度进行分类之外，还需要对其进行初步的评估，以探究可能发生的并发症和其他危险因素。评估内容有主要症状和肥胖的潜在诱因，改变目前状态的意愿和动力，并发症（如高血压、高胰岛素血症、血脂紊乱、2型糖尿病、心理社会功能障碍、哮喘等疾病状态的加剧），家族史等。

表 6-1　儿童肥胖判断标准

身高（cm）	体重（kg）									
	正常		超重		轻度肥胖		中度肥胖		重度肥胖	
	男	女	男	女	男	女	男	女	男	女
100	15	15	17	16	18	18	20	20	23	23
105	17	17	19	18	21	20	22	22	26	25
110	19	18	21	20	22	22	24	24	28	27
115	20	19	22	21	24	23	26	25	30	29
120	22	21	24	22	26	26	28	28	33	32
125	24	24	26	26	29	28	31	31	36	36
130	26	26	29	29	32	32	34	34	40	40
135	29	30	32	33	35	36	38	39	44	45
140	33	32	36	36	39	39	42	42	49	49
145	36	36	40	40	44	43	47	47	55	54
150	40	43	44	47	48	51	52	55	60	64
155	43	47	48	52	52	56	57	61	65	71
160	48	51	53	56	58	61	63	66	73	77
165	53	54	59	60	64	65	69	71	80	81
170	58		64		69		75		87	
175	63		69		75		81		94	

2. 相关检查

（1）一般检查　腰围、臀围、臂围、皮下脂肪厚度等。

（2）血脂　血清总胆固醇（TC）理想范围 < 5.18mmol/L；甘油三酯（TG）理想范围 < 1.7mmol/L；血清低密度脂蛋白胆固醇（LDL-C）理想范围 < 3.37mmol/L。

（3）生长激素（GH）　GH 增高见于垂体肿瘤、生长激素瘤、巨人症、应激反应、糖尿病控制不良等。GH 降低见于全垂体功能低下、生理性降低（如休息、肥胖等）、医源性降低（高血糖、皮质类固醇过多、生长激素抑制素等）。

（4）胰岛素释放实验（INS）　空腹正常胰岛素为 10~20μU/ml，餐后 30~60 分钟峰值是空腹胰岛素的 5~10 倍，餐后 120 分钟时接近空腹水平。空腹胰岛素明显增高，见于肥胖症、2 型糖尿病早期、胰岛素抵抗、皮质醇增多症。

（5）肺活量：成年男子的肺活量为 3500~4000ml；成年女子的肺活量为

2500~3000ml。如患者有氧能力下降，则心肺功能下降，常发生肥胖－换气不良综合征。膈升高限制胸廓扩张和膈肌运动，肺通气减少，肺功能减弱，肺活量明显低于正常儿童，活动中提前动用心力储备，导致心功能不足，通气功能下降，有氧能力降低。

（二）辨证诊断

1. 胃肠实热证

临床证候：形体肥胖，面红，口干欲饮，食欲亢盛，大便秘结或不畅，怕热汗出，苔黄腻或薄腻，脉弦滑，指纹见紫红。

辨证要点：形体肥胖，食欲亢盛，苔黄腻或薄腻。

2. 脾虚湿困证

临床证候：体胖多睡，面色萎黄，倦怠乏力，懒言少动，纳呆腹胀，大便稀溏，舌淡红，苔白腻，脉沉细弱，指纹见淡白。

辨证要点：体胖多睡，倦怠乏力，懒言少动，舌苔白腻，脉沉细弱。

3. 痰浊中阻证

临床证候：身体肥胖，面色苍白，肢体困重，气短胸闷，纳呆泛恶，小便短少，大便溏薄，舌体胖大有齿痕，苔白厚腻，脉沉缓，指纹沉隐。

辨证要点：身体肥胖，肢体困重，大便溏薄，舌体胖大有齿痕，苔白厚腻，脉沉缓。

4. 脾肾两虚证

临床证候：形体肿胖，面色暗黄，神疲乏力，形寒肢冷，大便溏烂，体困肢重，舌质淡舌体胖，苔白滑腻，脉沉细，指纹浅淡。

辨证要点：形体肿胖，神疲乏力，体困肢重，舌质淡舌体胖，脉沉细。

5. 肝郁脾虚证

临床证候：形体肥胖，面色萎黄，烦躁易怒，情绪不稳，气短胸闷，纳呆泛恶，脘腹胀满，纳差少寐，舌淡苔白，脉弦滑，指纹浅淡。

辨证要点：形体肥胖，烦躁易怒，脘腹胀满，纳差少寐，舌淡苔白，脉弦滑。

三、鉴别诊断

（一）西医学鉴别诊断

1. 皮质醇增多症

皮质醇增多症是一种各种原因引起肾上腺皮质激素持续升高的疾病，特征为中心性肥胖，腹部、臀部、腰部、大腿内侧有紫纹，女性患者出现男性化，血浆皮质醇水平升高，昼夜节律消失，地塞米松过度抑制或小抑制实验阳性等。

2. 肥胖性生殖无能综合征

肥胖性生殖无能综合征又称脑性肥胖病，多见于儿童或青少年。表现为肥胖，多食，性腺发育不良。成年起病者外生殖器逐渐萎缩，促性腺激素及性激素水平明显降低。

3. 下丘脑性肥胖

由下丘脑、垂体或其他邻近部位肿

瘤、炎症、外伤、退行性变、肉芽肿等引起。临床上有脑部病变、肥胖、外生殖器发育不良、性功能减退四个特征。

4. 颅脑肿瘤

某些颅脑肿瘤会引起肥胖，导致患儿进食及营养代谢的异常。通过检查头部 CT 和核磁共振检查可以鉴别。

伴有肥胖的综合征如劳 – 蒙 – 毕综合征，有肥胖、智力低下、视觉障碍、指趾畸形等症状。

（二）中医学鉴别诊断

1. 水肿

通过清晨与傍晚测量患者体重可辨明是体脂增加还是体液潴留。正常成人早晚体重相差多在 1kg 以内，儿童则更少。若傍晚体重超过清晨体重 1.5kg 以上，同时此情况又持续存在，则证明是水肿。

2. 鼓胀

肥胖一般无脐部突起。鼓胀初起以气胀为主，患者虽感腹胀，但按之尚柔软、叩之如鼓，仅在转侧时有振水声。病至后期则腹水显著增多，腹部胀大绷急、按之坚满，并可出现脐心突出、青筋暴露、脉络瘀阻等症状。患者面色多属萎黄或黧黑，巩膜或见黄染，面部或颈胸部皮肤出现红丝赤缕等，可作为诊断的参考。

3. 正常超重

有些儿童由于骨骼发育较好，肌肉壮实而似肥胖。通过儿童的外在表现，或体脂的测定，可以进一步地排除诊断。

四、临床治疗

（一）提高临床疗效的要素

1. 多种疗法治疗

饮食控制与运动应贯穿治疗的始终。针灸是目前治疗儿童及青少年肥胖较为常用的方法，针灸既有单纯针灸治疗，也有耳穴压豆、穴位埋线、电针等手段联合治疗。选取主穴后进行辨证取穴治疗，具有更好的疗效。推拿疗法可使身体局部血液循环加速，皮下脂肪细胞迅速得以激活，从而加速脂肪细胞的分解和代谢，起到治疗肥胖的目的。

2. 鼓励家长教育

应教会家长管理孩子的行为，孩子也应学会自我监测，记录每日的体重变化、活动情况等，并定期总结。家长帮孩子建立良好的饮食与行为习惯。不能盲目减肥，对于身体发育期的儿童，减脂治疗应更加慎重。

（二）辨病治疗

1. 运动

儿童天性爱玩好动，作为监护人，应当鼓励孩子加强锻炼，如步行、骑车、爬楼梯等，还可以参与足球、游泳、舞蹈等有组织的集体项目。但应当尊重孩子的选择，确保他们能够坚持完成所选择的运动方式。

（1）运动的方式　儿童的特点是好奇心强、忍耐性差，应不断变换锻炼方法，切忌用成人的标准要求孩子。运动类型分为心脏呼吸耐力运动、肌肉力量和肌肉耐力运动、灵活性运动等。

（2）运动的强度　运动强度应与儿童的年龄、体质等相适应。在运动开始阶段，能量来源主要是肌糖原，随着运动时间延长，消耗脂肪的比率才会有所增加。因此，每次运动应至少持续20~30分钟。此外，运动前应有10~15分钟的准备活动，运动后应有5~10分钟的拉伸活动。一般每周锻炼3~5次为宜。肥胖儿童体重大、心肺功能差，若运动强度过大，对健康不利且不易坚持；若运动强度过小，能量消耗少，达不到控制体重的目的。科学的运动强度应达到自身最大心率的50%~60%（也可用170减去年龄数作为心率的参考值）。

2. 饮食

饮食方面应当考虑到患者的喜好和健康状态，制定个体化的饮食方式。对于儿童来说，不推荐单一的饮食模式。

（1）膳食宝塔共分五层，包含每天应摄入的主要食物种类。膳食宝塔利用各层位置和面积的不同反映了各类食物在膳食中的地位和应占的比重。由于我国居民现在平均糖摄入量不多，对健康的影响不大，故膳食宝塔没有建议食糖的摄入量，但食糖摄入量过高有增加龋齿的危险，儿童及青少年不应吃太多含糖量高的食品及饮料。

（2）母乳是6个月以内婴儿最理想的天然食品。母乳中所含的营养物质很全面，各种营养物质所占比例合理。母乳中含有其他动物乳类不可替代的免疫活性物质。母乳喂养也有利于增进母子感情，使母亲更好地护理婴儿，并促进母体的复原。同时，母乳喂养经济、安全，不易发生过敏反应。因此，应首选母乳。

3. 药物

对于不满12岁的患者，不推荐使用药物治疗。在特殊情况下（如已经存在严重并发症），应由专业的儿科医生开具相关处方。对于12岁以上的患者，肥胖并发症（如骨科问题或睡眠呼吸暂停）或严重的心理并发症存在时，推荐应用奥利司他。该类患者应用奥利司他的推荐疗程为6~12个月，在此期间医生应当规律随访以评估奥利司他的疗效以及患者的依从性。

（三）辨证治疗

1. 辨证论治

（1）胃肠实热证

治法：通腑泄热，行气散结。

方药：小承气汤。本方由酒大黄12g，厚朴（炙）6g，枳实（炙）9g组成。

加减：口干欲饮者加生地黄10g、天花粉20g；怕热、心烦者加竹叶9g、远志6g。

（2）脾虚湿困证

治法：益气健脾利水。

方药：防己黄芪汤。本方由防己12g，甘草6g，白术9g，黄芪15g组成。

加减：纳呆腹胀者加青皮6g、焦

山楂 10g；便溏尿少者加山药 15g、泽泻 6g。

（3）痰浊中阻证

治法：理气和胃，清胆化痰。

方药：温胆汤。本方由半夏、竹茹、枳实各 6g，陈皮 9g，炙甘草 3g，茯苓 4.5g，生姜 5 片，大枣 1 枚组成。

加减：头晕胀重如裹、昏昏欲睡较重者加藿香、苍术、佩兰、石菖蒲各 10g；食欲亢进者加黄芩 15g；伴畏寒者加桂枝 10g；伴乏力明显者加生黄芪 30g；纳呆泛恶者加生山楂 15g；气短胸闷者加葶苈子、全瓜蒌各 10g。

（4）脾肾阳虚证

治法：健脾利湿、温阳化饮。

方药：苓桂术甘汤。本方由茯苓 12g，桂枝 9g，白术 9g，炙甘草 6g 组成。

加减：痰涎壅盛、食少痰多者加半夏、陈皮各 6g；形寒肢冷者加黄芪、淫羊藿各 15g；体困肢重者加丹参、防己各 9g；便溏者加薏苡仁 10g。

（5）肝郁脾虚证

治法：疏肝理气，健脾止泻。

方药：痛泻要方加味。本方由炒白术 9g，炒芍药 6g，炒陈皮 4.5g，防风 3g 组成。

加减：便秘、四肢冰凉者加肉桂 3g；大便稀薄、黏腻不爽者加藿香、佩兰各 10g。

2. 成药应用

清消饮　荷叶，泽泻，茯苓，草决明子，薏苡仁，防己，白术，陈皮。治疗脾虚痰浊性肥胖。

3. 单方验方

（1）山楂银菊茶　由山楂、金银花、菊花各 10g 组成。先将山楂拍碎，3 味药共加水煎汤，取汁代茶饮，每日 1 剂，15 剂 1 个疗程，连服 3 个疗程。适用于高血压、高脂血症、肥胖病患者。[王富春，刘洋. 药茶治百病. 长春：吉林科学技术出版社，2003.]

（2）越鞠丸　香附、苍术、川芎、六神曲、栀子各 10g。元代朱震亨提出“气郁、血郁、火郁、食郁、湿郁、痰郁”六郁之说，认为“气血冲和，万病不生，一有怫郁，诸病生焉，故人身诸病多生于郁”。脾胃为气机升降斡旋之枢纽，最易病气郁。越鞠丸可治六郁，以开气郁为先，使气行则血行，气畅则血、痰、热、湿、食诸郁随之而消。本方治疗饮食积滞性肥胖和六郁性肥胖有效。[朱震亨. 丹溪心法. 北京：人民卫生出版社，2005.]

（四）新疗法

光灸疗法

光灸疗法是将针灸与光疗有机结合，遵循中医经络理论，不仅能够调整患者的内分泌功能，还能够降低患者的食欲。该疗法采用光灸减肥仪灸疗，波长 400~950nm，外表温度 40℃，整机动率 170W。用上述光波在体针穴位上照射 2~3 分钟，1 次 / 天，需连续照射 3 个月。穴位：巨阙、内分泌、天枢、气海、丰隆、三阴交、中脘、足三里、交感（耳穴）、大横、关元、阳陵泉等。

五、预后转归

儿童及青少年的肥胖不仅影响他们自身的发育成长，还会对他们未来的健康状况产生长远的影响。儿童及青少年肥胖是糖尿病、心血管疾病的潜在危险因素。

六、预防调护

（一）预防

肥胖的预防需要多方面综合控制，才能起到良好的效果，并通过不同人群的表现进行防治肥胖，主要考虑以下几点。

1. 控制总热量的摄入

科学合理的饮食是控制体重的基础，因此应首先控制总热量的摄入，使之低于机体每天的能量消耗，达到逐渐减少体内脂肪的目的。儿童及青少年应根据自身体重及运动特点进行饮食控制。

2. 构建合理膳食

不仅要控制热量的摄入，改善膳食结构也同样重要。合理的膳食结构应当包括少量的脂肪、适量的优质蛋白及膳食纤维等营养物质。

3. 运动预防

运动不仅可以增加机体的耗能，减少多余热量以脂肪的形式进行蓄积，更重要的是运动可以加强胰岛素的敏感性，增加胰岛素的利用，从而达到改善

"三高"的目的。运动应当根据儿童及青少年患者的情况，进行个性化安排，逐渐加大运动量，并结合患者的心肺功能和一般状况，避免运动伤害。一般推荐快走、慢跑、羽毛球等持续时间较长的有氧运动。

（二）调护

儿童及青少年肥胖者应定期评估食量、进食速度、喜欢的食物、饭后活动、活动的时间等。同时医生应向患儿及其家长讲解儿童及青少年肥胖病的表现、危害、治疗原则、预防措施等。部分患儿存在一定的心理负担，应向他们传输正确的健康观念与减肥意识，让他们知道体重是可以改变的，体形是可以塑造的。让他们树立起信心。

主要参考文献

[1] 马冠生，米杰，马军. 中国儿童肥胖报告 [M]. 北京：人民卫生出版社，2017.

[2] 张勇. 耳针配合认知疗法治疗青少年胃肠实热型单纯性肥胖症 [J]. 内蒙古中医药，2017，36（11）：48-49.

[3] 丁晓媛，王梦然. 儿童肥胖症中医治疗进展 [J]. 吉林中医药，2019，39（4）：545-547.

[4] 陈勇，汪泽栋，丛文杰. 电针疗法对儿童青少年单纯性肥胖的疗效分析 [J]. 中医儿科杂志，2016，12（6）：78-81.

第七章　皮质醇增多症相关性肥胖

皮质醇增多症又称库欣综合征，是一组因下丘脑－垂体－肾上腺皮质轴功能异常、肾上腺皮质分泌过量皮质醇而导致以蛋白质、脂肪、糖、电解质代谢严重紊乱为特征的临床综合征。由于肥胖症状在皮质醇增多症中广泛存在，因此该疾病的治疗对预防肥胖有相当重要的意义。

本病在中医学中虽无相应的病名，但结合临床证候，审症求因，可归属于"肾实证"范畴。

一、病因病机

（一）西医学认识

皮质醇增多症可由多种疾病引起。因长期应用外源性肾上腺糖皮质激素或饮用大量含酒精饮料所致者称为外源性皮质醇增多症或药源性皮质醇增多症。器质性病变引起的称为内源性皮质醇增多症。一般认为，皮质醇增多症可增加食欲，易使患者肥胖，但皮质醇的作用是促进脂肪分解，因而对于皮质醇敏感的四肢，脂肪分解占优势，皮下脂肪减少，加上肌肉萎缩，使四肢明显细小。肾上腺素分泌异常也参与了脂肪分布的异常。这是向心性肥胖发生的可能因素。

1. 医源性皮质醇症

长期大量摄入、注射、吸入或局部应用糖皮质激素治疗某些疾病可出现皮质醇症的临床表现，这在临床上十分常见。由外源性激素造成的，停药后可复原，但长期大量应用糖皮质激素可抑制垂体分泌促肾上腺皮质激素（ACTH），造成肾上腺皮质萎缩，一旦急骤停药，将出现一系列皮质功能不足的表现，甚至发生危象，故应予注意。而长期使用ACTH也可出现皮质醇症。

2. 垂体性双侧肾上腺皮质增生

垂体性双侧肾上腺皮质增生是由于垂体分泌ACTH过多引起。其原因：①垂体肿瘤，多见嗜碱细胞瘤，也可见于嫌色细胞瘤；②垂体无明显肿瘤，但分泌ACTH增多。多数是由于下丘脑分泌过量促肾上腺皮质激素释放因子（CRF）所致。临床上能查到垂体有肿瘤的患者仅占10%左右。这类病例由于垂体分泌ACTH已达反常的高水平，血浆皮质醇的增高不足以引起正常的反馈抑制，但口服大剂量地塞米松仍可有抑制作用。

3. 垂体外病变引起的双侧肾上腺皮质增生

支气管肺癌（尤其是燕麦细胞癌）、甲状腺癌、胸腺癌、鼻咽癌及起源于神经嵴组织的肿瘤有时可分泌一种类似ACTH的物质，具有类似ACTH的生物效应，从而引起双侧肾上腺皮质增生，故称异源性 ACTH 综合征。这类患者还常有明显的肌萎缩和低血钾症。病灶分泌 ACTH 类物质是自主的，口服大剂量地塞米松无抑制作用。病灶切除后，症状渐可消退。

4.肾上腺皮质肿瘤

肾上腺皮质肿瘤大多为良性的肾上腺皮质腺瘤，少数为恶性的腺癌。肿瘤的生长和其分泌肾上腺皮质激素是自主性的，不受 ACTH 的控制。由于肿瘤分泌了大量的皮质激素，反馈抑制了垂体的分泌功能，使血浆 ACTH 浓度降低，从而使非肿瘤部分的正常肾上腺皮质明显萎缩。此类患者无论是给予 ACTH 兴奋或大剂量地塞米松抑制，皮质醇的分泌量都不会改变。当患者患有肾上腺皮质肿瘤尤其是恶性肿瘤时，尿 17-酮类固醇常有显著增高。肾上腺皮质肿瘤多为单个良性腺瘤，直径一般小于 4cm，色棕黄，有完整的包膜，瘤细胞形态和排列与肾上腺皮质细胞相似。腺癌一般常较大，呈鱼肉状，浸润或蔓延到周围脏器，常有淋巴结和远处转移，细胞呈恶性细胞特征。无内分泌功能的肾上腺皮质肿瘤则不导致皮质醇症。

（二）中医学认识

1.病因

（1）先天禀赋不足　体质虚弱，肾气失衡，阴阳失调，可导致此病发生。

（2）外邪　包括六淫邪气和自然界中一切可致病的因素。六淫邪气外侵，风、火、暑邪为阳邪，消灼津液；寒、湿邪气为阴邪，可直入体内化热而耗伤阴津；燥邪则会直伤阴液。西医学中的病原微生物、农药、化肥对食品的污染，化学药品的不良反应、噪声、电磁波对人体的干扰等，亦可称为外邪。

2.病机

皮质醇增多症的病机复杂多变，主要病机为素体禀赋不足加之外因诱发，使机体阴阳失调，日久通过五脏生克关系，造成五脏俱虚。虚则易受外邪侵袭，易生痰生瘀，有形之邪闭阻三焦，疏泄不利使全身各组织器官（包括五脏六腑、气血津液、经脉筋骨、皮毛百骸）受损，从而导致五脏亏虚、邪阻三焦。在疾病病理过程中，由于痰瘀阻滞三焦，对机体、五脏虚损程度与病史长短呈正相关，在患者个体所表现的病变部位，病情程度也不尽相同，因此本病出现复杂多变的症状是必然的。

二、临床诊断

（一）辨病诊断

1.诊断要点

皮质醇增多症引起的肥胖为继发性肥胖，多数为轻至中度肥胖，极少有重度肥胖。有些患者脸部及躯干偏胖，但体重在正常范围。满月脸、水牛背、悬垂腹和锁骨上窝脂肪垫是皮质醇增多症的特征性临床表现。

（1）疾病诊断　主要依据典型的临床症状和体征：如向心性肥胖、紫纹、毛发增多、性功能障碍、疲乏等。尿检中尿 17- 羟皮质类固醇排出量显著增高，另外，做小剂量地塞米松抑制试验，不能被抑制，以及血 11- 羟皮质类固醇高于正常水平，并失去昼夜变化节律，即可确诊。

（2）病因诊断　区别是由肾上腺皮质腺瘤、腺癌、垂体肿瘤引起的皮质增生、非垂体肿瘤还是异源性 ACTH 分泌肿瘤引起的皮质增生。

（3）定位诊断　主要是肾上腺皮质肿瘤的定位，以利手术切除。

2. 相关检查

（1）定性检查

①测定 24 小时尿游离皮质醇（24h UFC）：1970 年开始将 UFC 测定用于皮质醇增多症的诊断。因测定的是游离状态的皮质醇，故不受皮质醇结合球蛋白（CBG）的浓度影响。KIA 测定 24 小时 UFC 可反映机体皮质醇的分泌状态，其升高程度与皮质醇增多症平行，正常上限波动范围为 220~330nmol/24h，超过 304nmol/24h 即可判定为升高。24 小时尿 17- 羟皮质类固醇（17-OHCS）测定具有和 UFC 相似的意义，尿中 17- 羟皮质类固醇（17-OHCS）增高，大于 20mg/24h，如超过 25mg/24h，则诊断意义更大。

②午夜唾液皮质醇测定：因唾液中只存在游离状态的皮质醇，并与血中游离皮质醇浓度平行，且不受唾液流率的影响，故唾液皮质醇水平的昼夜节律改变是皮质醇增多症患者的典型生化改变。午夜超过 7.5nmol/L，清晨超过 26.7nmol/L 即可诊断。

③过夜地塞米松抑制试验（DST）：正常人服药后血清皮质醇水平小于 50nmol/L。以往切点值定为 < 140nmol/L，会使 15% 的皮质醇增多症患者被误判为假阴性。目前采用更低的切点值，则其敏感性 > 95%，特异性约 80%，若切点值升至 140nmol/l，其特异性 > 95%，敏感性降低。

④小剂量地塞米松抑制试验（LDDST）：口服地塞米松 0.5mg，每 6 小时 1 次，连续 2 天，服药前留 24 小时尿测定基础 UFC，测定基础血清皮质醇，服药第二天留 24 小时尿测定 UFC，服药后测定血清皮质醇，进行比较。对于体重 < 40kg 的儿童，地塞米松剂量调整为 30g/（kg·d），分次给药。正常人口服地塞米松第二天，24 小时 UFC < 27nmol/24h；血清皮质醇 < 50nmol/L，该切点值也同样适用于体重 > 40kg 的儿童。小剂量地塞米松抑制试验是确诊皮质醇增多症的必需试验。

（2）病因检查或定位诊断

①地塞米松 - 促皮质素释放激素（CRH）联合试验：试验前日 23 时口服 1.5mg 地塞米松，试验日 14 时开始建立静脉通道，患者静卧最少 30 分钟，15 时静脉注射 100μg CRH，14~17 时期间，每隔 15 分钟分别取血测定 ACTH 和皮质醇水平。ACTH 瘤患者不受地塞米松抑制，在注射 CRH 后 15~30 分钟，血 ACTH 比基线升高 35%~50%，15~45

分钟皮质醇升高 14%~20%。如结果阳性提示为皮质醇增多症；异位 ACTH 综合征患者低弱反应，但偶有呈阳性反应者；肾上腺性皮质醇增多症患者通常对 CRH 刺激无反应、其 ACTH 和皮质醇水平不升高。

②血清皮质醇昼夜节律检测：皮质醇增多症患者血清皮质醇昼夜节律发生改变，但检测血清皮质醇昼夜节律需要患者住院 48 小时或更长时间，以避免因住院应激而引起假阳性反应。检查时需测定 8 时、16 时和 0 时的血清皮质醇水平，但午夜行静脉抽血时必须在唤醒患者后 1~3 分钟内完成并避免多次穿刺的刺激，或通过静脉内预置保留导管采血，以尽量保持患者在安静睡眠状态。幼儿的皮质醇浓度低谷可在午夜前出现。对临床高度怀疑皮质醇增多症，但 UFC 水平正常且可被小剂量地塞米松（DST）抑制的患者，如睡眠状态下 0 时血清皮质醇＞1.8μg/dl（敏感性 100%，特异性 20%）或清醒状态下血清皮质醇＞7.5μg/dl（敏感性＞96%，特异性 87%）则提示皮质醇增多症的可能性较大。

除上述两种定位检查外，国际上部分国家和地区，包括我国在内还进行其他几种试验，但未被国际库欣诊断指南推荐。

③血浆促肾上腺皮质激素（ACTH）浓度：测定 ACTH 可用于皮质醇增多症患者的病因诊断，即鉴别 ACTH 依赖性和 ACTH 非依赖性皮质醇增多症。

如 8~9 时的 ACTH＜10pg/ml（2pmol/l）则提示为 ACTH 非依赖性皮质醇增多症；但某些肾上腺性皮质醇增多症患者的皮质醇水平升高不明显，不能抑制 ACTH 至上述水平；如 ACTH＞20pg/ml（4pmol/l）则提示为 ACTH 依赖性皮质醇增多症。

④大剂量 DST：口服地塞米松 2mg，服药两天，于服药前和服药第二天测定 24 小时尿 UFC；单次口服 8mg 地塞米松的过夜大剂量 DST；静脉注射地塞米松 4~7mg 的大剂量 DST 法。后两种方法于用药前、后测定血清皮质醇水平，并进行比较。

该检查主要用于鉴别皮质醇增多症和异位 ACTH 综合征，如用药后 24 小时 UFC 或血皮质醇水平被抑制超过对照值的 50% 则提示为皮质醇增多症，反之提示为异位 ACTH 综合征。大剂量 DST 诊断皮质醇增多症的敏感性为 60%~80%，特异性较高；如将切点定为抑制率超过 80%，则特异性接近 100%。大剂量肾上腺糖皮质激素能抑制 80%~90% 皮质醇增多症的垂体腺瘤分泌 ACTH，而异位 ACTH 综合征对此负反馈抑制不敏感。但某些分化较好的神经内分泌肿瘤如支气管类癌、胸腺类癌和胰腺类癌可能会与皮质醇增多症类似，对此负反馈抑制较敏感。而肾上腺性皮质醇增多症的皮质醇分泌为自主性，且 ACTH 水平已被明显抑制，故大剂量地塞米松不能抑制升高的皮质醇水平。

（二）辨证诊断

1. 肝脾湿热证

临床证候：胸背肥胖，满月脸，颜面油光，痤疮频发，肌肤紫纹，四肢消瘦乏力，性急易怒，口苦口干，大便黏滞不爽，小便黄赤，舌红，苔黄腻，脉弦滑数。

辨证要点：胸背肥胖，满月脸，肌肤紫纹，大便黏滞不爽，苔黄腻，脉弦滑数。

2. 气滞血瘀证

临床证候：胸背肥胖，精神抑郁，胸闷喜太息，面色晦滞，皮肤瘀斑紫纹，月经减少且无规则，舌黯红或有瘀斑，苔薄白，脉弦细或涩。

辨证要点：胸背肥胖，精神抑郁，舌黯红或有瘀斑，苔薄白，脉弦细或涩。

3. 阴虚阳亢证

临床证候：胸背肥胖，满月脸，头痛或头晕目眩，甚则肌肉颤动，烦躁易怒，颜面潮红，心悸失眠，多梦遗精，腰膝酸软，月经紊乱，舌质红，少苔，脉弦细数。

辨证要点：胸背肥胖，满月脸，烦躁易怒，颜面潮红，腰膝酸软，脉弦细数。

4. 阴阳两虚证

临床证候：胸背肥胖，满月脸，头晕耳鸣，腰酸肢软，骨质不坚，口干不思饮，下肢水肿，女子闭经不孕，男子阳痿早泄，舌嫩红或舌体胖，苔薄白或微腻，脉沉细。

辨证要点：胸背肥胖，满月脸，口干不思饮，下肢水肿，脉沉细。

三、鉴别诊断

（一）西医学鉴别诊断

假性皮质醇增多症

抑郁症患者和长期大量饮酒者易患此病。抑郁症患者由于 ACTH 分泌的脉冲数增多，血尿皮质醇水平高于正常。长期大量饮酒者由于酒精直接影响下丘脑-垂体-肾上腺（HPA）的功能，可出现假性皮质醇增多症。假性皮质醇增多症患者的尿皮质醇分泌增高，不能被小剂量地塞米松抑制。在戒酒一周后，生化异常即消失。

（二）中医学鉴别诊断

1. 狼疮

根据红斑、发热等症状可将其归属于"阴阳毒""蝶疮流注""阳毒发斑""脏腑痹"等。狼疮的临床为面部红斑，光过敏，脱发，口腔溃疡，关节畸形等。口服激素等可出现肥胖，但结合病史可排除。

2. 痹证

痹证因风寒湿受侵出现关节红肿热痛的表现，一般伴有疼痛，风痹（行痹）初起，邪气较浅，尚未入脏腑，多发于膝、腕等关节。症见肢体关节酸痛，游走不定，关节屈伸不利，或见恶风发热，苔薄白。寒痹（痛痹），寒气偏盛，入于筋骨，肢体关节为主要疼痛部位。症见肢体关节疼痛较剧，痛有定处，得热痛减，遇寒痛增，关节不可屈伸，局部皮肤不红，触之不热，苔薄白。湿痹（着痹），湿为阴邪，其性黏滞，最易阻遏气血津液的流通。症见肢体关节重着，肿胀，痛有定处，活动不便，肌肤麻木不仁，苔白腻。结合疾病的表现，可以和皮质醇增多症相关性肥胖进行鉴别。

3. 肾风

肾受风邪所致的疾患，以面部浮肿、腰痛、色黑为主症。《素问·风论篇》中说："以冬壬癸中于邪者为肾风。"王冰注："冬壬癸水，肾主之。"而本病以满月脸、向心性肥胖、多血质外貌、痤疮、紫纹、高血压、继发性糖尿病和骨质疏松等为主要临床表现，故可鉴别。

四、临床治疗

（一）辨病治疗

1. ACTH 依赖性皮质醇增多症

（1）外科治疗　首选经蝶窦垂体腺瘤摘除术或垂体切除术。ACT 依赖性皮质醇增多症多数由单个 ACTH 分泌瘤引起，弥漫性增生很少见，最佳方案是由有经验的神经外科医生选择手术途径施行经蝶窦垂体腺瘤摘除术。对于首次手术失败或术后复发的病例，可采取再次手术、放疗、双侧肾上腺切除术等方法治疗。

（2）放射治疗　分次体外照射治疗或立体定向放射治疗，在 3~5 年内可使 50%~60% 的患者的高皮质醇血症得到控制，但均可能在短期控制后复发，分次体外照射治疗和立体定向放疗后垂体功能不全的发生率相似，故需进行长期随访。垂体照射后再次发生肿瘤的风险为 1%~2%。

（3）双侧肾上腺切除术　双侧肾上腺切除术是快速控制高皮质醇血症的有效方法；泌尿外科医生采用腹腔镜微创肾上腺切除术可减少患者的手术创伤。但手术会造成永久性肾上腺皮质功能减退而终身需用肾上腺糖皮质激素及盐皮质激素替代治疗。由于术后存在发生 Nelson 综合征的风险，术前需常规进行垂体 MRI 扫描和血浆 ACTH 水平测定以确定是否存在垂体 ACTH 腺瘤。

2. ACTH 非依赖性皮质醇增多症

（1）肾上腺皮质腺瘤　首选手术切除肿瘤，肾上腺皮质腺瘤术后因下丘脑–垂体轴的长期抑制，会出现明显的肾上腺皮质功能减退症状，因此术后用肾上腺糖皮质激素短期替代补充治疗，但应逐渐减量，最多服药半年，甚至 1 年，以利于 HPS 轴功能恢复。

（2）肾上腺皮质腺癌　肾上腺皮质癌的治疗包括手术、药物治疗和局部放疗，但要根据肿瘤分期而进行不同治疗。

（3）肾上腺大结节增生　以往肾上腺大结节增生的标准治疗为双侧肾上腺切除术，术后给予肾上腺糖皮质激素药物替代治疗。目前主张先切除一侧肾上腺并获得病理确诊后，在随诊过程中选择适当时间再决定是否切除另一侧肾上腺。亚临床库欣患者是否需要手术取决于是否存在皮质醇过度分泌的表现，如高血压、糖尿病、骨质疏松、明显的脑萎缩和精神异常等。如果病变组织表面存在异常肾上腺受体则可用相应的药物治疗代替肾上腺切除。

（4）原发性色素结节性肾上腺病　手术切除双侧肾上腺是治疗原发性色素结节性肾上腺病的主要选择，次全切除或单侧肾上腺切除可以使症状明显缓解，但最终仍需要肾上腺全切除。酮康唑可以明显抑制原发性色素结节性肾上腺病患者皮质醇分泌。

（二）辨证治疗

1. 辨证论治

（1）肝脾湿热证

治法：疏肝健脾、清热化湿。

方药：逍遥散合龙胆泻肝汤。逍遥散由炙甘草 4.5g，当归 9g，茯苓 9g，白芍 9g，白术 9g，柴胡 9g，生姜 3 片，薄荷 3g 组成；龙胆泻肝汤由龙胆草 6g，黄芩 9g，栀子 9g，泽泻 12g，木通 6g，车前子 9g，当归 3g，生地黄 9g，柴胡 6g，生甘草 6g 组成。

加减：夜寐不安，精神亢奋者加龙齿 12g、磁石 9g 以镇静安神；紫斑明显者加丹参 9g、紫草 6g 以清热化瘀。

（2）气滞血瘀证

治法：疏肝理气、活血化瘀。

方药：柴胡疏肝散合桃红四物汤。柴胡疏肝散由柴胡 6g，陈皮 6g，川芎 4.5g，白芍 4.5g，枳壳 4.5g，炙甘草 1.5g，香附 4.5g 组成；桃红四物汤由白芍 9g，当归 9g，熟地黄 12g，川芎 6g，桃仁 9g，红花 6g 组成。

加减：胸胁刺痛者加川楝子 6g、延胡索 6g、郁金 6g 以助疏肝理气，化瘀止痛；肝郁化火伤阴，见口干便秘者加牡丹皮 6g、栀子 9g、生地黄 9g 以清肝泻火，滋阴润肠；心烦不眠者加酸枣仁 10g、首乌藤 9g、合欢皮 6g 以疏肝宁心。

（3）阴虚阳亢证

治法：滋阴潜阳、平肝息风。

方药：天麻钩藤饮。本方由天麻 9g，钩藤（后下）12g，石决明 18g，栀子 9g，黄芩 9g，牛膝 12g，杜仲 9g，益母草 9g，桑寄生 9g，首乌藤 9g，茯神 9g 组成。

加减：头痛易怒者加夏枯草 9g、羚羊粉 0.5g 以清热平肝；五心烦热者加知母 6g、牡丹皮 6g、鳖甲 12g 以滋阴清热；遗精频繁者加黄柏 9g、天冬 9g 以滋阴泻火。

（4）阴阳两虚证

治法：温肾滋阴。

方药：济生肾气丸。本方由炮附子 15g，白茯苓 30g，泽泻 30g，山茱萸 30g，山药 30g，车前子 30g，牡丹皮 30g，肉桂 15g，牛膝 15g，熟地黄 15g 组成。

加减：乏力肢软，易感冒者加黄芪

12g、党参 12g 或合用玉屏风散 9g 以益气固表；水肿甚者加猪苓 9g、冬瓜皮 9g、赤小豆 9g 以助利水消肿；骨质不坚者加骨碎补 6g、桑寄生 9g 以补肾壮骨；阳痿者加紫河车粉 1g、仙茅 3g 以补肾壮阳。

（三）医家诊疗经验

1. 何胜尧

何胜尧教授在治疗皮质醇增多症时，以滋阴降火为治则，以知柏地黄丸为主，酌加丹参、牛膝。胃热偏盛者加石斛、天花粉、玉竹；烦躁失眠者加酸枣仁、五味子、茯神；肝火偏盛者加钩藤、夏枯草、石决明、黄芩、牡蛎。每周 2~3 剂。改善后以健脾温肾为治则，以理中丸或肾气丸加以调养，酌加桑寄生、黄芪、补骨脂、鹿角胶，阴阳两虚加二至丸，每周 3 剂。

2. 张春凤

张春凤教授等认为皮质醇增多症有助阳之弊，而截阳后又会出现一派肾阳虚衰之象，故应调补肾阳，以达阴阳平衡。选用肉桂、黄芪、肉苁蓉、巴戟天、淫羊藿、熟地黄、泽泻、茯苓、白术、鳖甲等，使肾阳得补而无矫枉过正之嫌。

五、预后转归

该疾病的预后取决于病变发生的部位和性质。腺瘤导致的肥胖预后好，而腺癌、异位 ACTH 综合征导致的肥胖预后差。

六、预防调护

（一）预防

1. 原发病

因本病的发病原因尚不明确，对于该疾病的预防方案尚无共识，故主要按照常规疾病的预防方法进行预防。尽量避免服用可能诱发该疾病的药物，如控制糖皮质激素类药物的摄入，根据疾病动态调整治疗等。

2. 并发症

（1）预防感染　保持皮肤清洁，勤沐浴，勤换衣裤，保持床单的清洁，做好口腔、会阴护理。

（2）观察精神症状与防止发生事故　患者烦躁不安、异常兴奋或抑郁状态时，要注意严加看护，防止坠床，用床档或用约束带保护患者，不宜在患者身边放置危险品，避免刺激性言行，耐心仔细，应多关心照顾。

（3）正确无误做好各项试验，及时送检　每周测量身高、体重，预防脊柱突发性压缩性骨折。

（二）调护

皮质醇增多症是肾上腺皮质功能亢进中最常见导致的一种疾病。患者有并发糖尿病的倾向，并易出现电解质紊乱，应予以注意。因肾上腺肿瘤或增生而行手术切除治疗的患者，在术后有发生急性肾上腺皮质功能不全的危险，应妥善处理。

1. 一般护理

卧床休息，轻者可适当活动。饮食宜给予高蛋白、高维生素、低脂、低钠、高钾的食物，每餐不宜过多或过少，要均匀进餐。

观察患者病情，如肥胖状态、皮肤干燥、皮下出血、痤疮、创伤化脓、四肢末梢发绀、水肿、多毛、肌力低下、乏力、疲劳感、骨质疏松与病理性骨折等。观察尿量，是否有血尿、蛋白尿。观察精神症状，是否有失眠、不安、抑郁、兴奋等。

2. 健康指导

（1）指导患者在日常生活中，要注意预防感染，皮肤保持清洁，防止外伤。

（2）指导患者正确地摄取营养平衡的饮食。

（3）嘱患者遵医嘱服用药，不擅自减药或停药。

（4）定期门诊随访。

主要参考文献

[1] 张海燕. 库欣综合征治疗有望取得新突破 [J]. 中国处方药，2010（11）：19.

[2] 袁佳，单媛媛. 米非司酮在库欣综合征治疗中的应用 [J]. 中国医院药学杂志，2020，40（5）：534-537.

[3] 吴晓谦，林群力. 库欣综合征及肥胖症患者凝血功能的改变及影响因素 [J]. 中国药物与临床. 2019，19（4）：580-582.

第八章　多囊卵巢综合征相关性肥胖

多囊卵巢综合征（PCOS）是一种以高雄激素血症和排卵障碍为特征的疾病。一般认为，多囊卵巢综合征在青春期及育龄期女性中发生率较高。多囊卵巢综合征会导致患者雄激素增高，糖代谢及脂代谢紊乱，造成脂肪堆积，本章对该疾病进行论述。

中医古籍中并无与多囊卵巢综合征相对应的病名。根据其临床表现，一般认为本病当属中医学"月经量少""月经后期""闭经""不孕""崩漏"等病范畴。

一、病因病机

（一）西医学认识

多囊卵巢综合征的病因尚不明确，经现代研究发现，其病因应与胰岛素抵抗、遗传学因素等相关。

（1）胰岛素抵抗和高胰岛素血症的相关作用　胰岛素促进细胞、器官和组织吸收利用葡萄糖的效能下降，称为胰岛素抵抗。为维持正常的血糖水平，机体代偿性分泌出更多的胰岛素，形成高胰岛素血症。高水平的胰岛素可促进肾上腺和卵巢产生雄激素，同时可使性激素结合球蛋白量下降，从而增加循环血中有生物活性的雄激素，导致高雄激素血症。高雄激素促进了肥胖的发生，同时相关的高胰岛素血症也刺激了脂类的沉积，形成肥胖。

（2）遗传因素　多囊卵巢综合征是一种常染色体显性遗传，或 X– 连锁（伴性）遗传，或基因突变所引起的疾病。多数患者染色体核型 46，XX，部分患者呈染色体畸变或嵌合型如 46，XX/45，XO/46，XX/46 和 46，XXq。多囊卵巢综合征患者存在明显的家族聚集性，主要以常染色体显性遗传方式遗传。研究提示多囊卵巢综合征的候选基因位于 19p13.3，而位于 15q24.1 的 CYPI l Al 基因可能与多囊卵巢综合征患者的高雄激素血症相关。此外 LH–β 基因突变也可能与多囊卵巢综合征有关，故多囊卵巢综合征的发病也可能与遗传因素有关。

（3）肾上腺素初现假说　多囊卵巢综合征起源于青春期前肾上腺疾病，即当受到强烈应激刺激时网状带分泌过多雄激素，并在性腺外转化为雌酮，反馈性地引起 HP 轴 GnRH–GnH 释放节律紊乱，促卵泡素（FSH）比值升高，继发引起卵巢雄激素生成增多，即肾上腺和卵巢共同分泌较多雄激素致高雄激素血症。高雄激素血症在卵巢内引起被膜纤维化增厚、抑制卵泡发育，造成卵巢囊性增大和慢性无排卵。

（4）下丘脑 – 垂体 – 卵巢轴调节功

能紊乱 多囊卵巢综合征患者的雄激素过多，其中雄烯二酮在外周脂肪组织转化为雌酮（E_1），又由于卵巢内有多个小卵泡而无主导卵泡形成，持续分泌较低水平的雌二醇（E_2），因而 $E_1 > E_2$。外周循环这种失调的雌激素水平使下丘脑 GnRH 脉冲分泌亢进，主要使垂体分泌过量 LH，雌激素对 FSH 的负反馈使 FSH 相对不足，升高的 LH 刺激卵巢卵泡膜细胞和间质细胞产生过量的雄激素，进一步升高雄激素的水平，从而形成恶性循环。FSH 的相对不足以及异常的激素微环境，使卵泡发育到一定程度即停滞，导致多囊卵巢形成，并出现多囊卵巢综合征患者特征性的生殖内分泌改变。高雄激素则导致肥胖、多毛等临床表现。

综上，多囊卵巢综合征引发肥胖的机制为：由下丘脑－垂体功能失常致垂体对下丘脑黄体酮生成释放激素（LHRH）敏感性增加，垂体脉冲式分泌 LH 增加，血循环中 LH 含量升高，造成 LH 和 FSH 比例失常，卵巢合成甾体激素异常，致雄激素产生增多，导致肥胖。

（二）中医学认识

（1）禀赋不足 中医认为卵子是肾中所藏之"阴精"，卵子的发育与成熟与肾精的充盛密切相关。若肾精亏虚，则卵子缺乏物质基础，难以发育成熟，若肾阳不足，则卵子缺乏内在动力而无力排出。

（2）肝气郁结 现代多囊卵巢综合征患者，由于工作、生活等压力，常有情志失常，七情不遂而导致肝气郁结，肝失疏泄。肝郁化火犯肺则可出现面部痤疮、皮肤粗糙。肝气横逆，脾肾受制，运化失司，湿聚痰盛，可出现肥胖。

（3）冲任失调 冲任胞脉壅阻，气血瘀滞，使卵子难以排出。同时有碍肾气的生化、肾阳的鼓动、肾阴的滋养，更加重肾虚。肾虚则脾气失于温煦，也导致不能运化，痰浊瘀血内生。

二、临床诊断

（一）辨病诊断

1. 临床表现

多囊卵巢综合征常发病于青春期与妊娠期，以无排卵、不孕、肥胖、多毛等临床表现为主。

（1）患者的初潮年龄多为正常，但在初潮后出现月经失调。主要表现为月经稀发、经量少或闭经。临床上可见从月经稀发至闭经的发展过程。少数患者表现为月经过多或不规则出血。

（2）由于持续的无排卵状态，导致不孕。异常的激素环境可影响卵子的质量、子宫内膜的容受性、胚胎的早期发育，即使妊娠也易发生流产。

（3）在高雄激素的影响下，患者呈现不同程度的多毛，发生率为 1‰~18%。多先以阴毛和腋毛浓密为主，后可分布于患者面部口周、下颌、乳房周围、腹股沟等处。多毛的程度与血雄激素升高的程度并不平行，过多的雄激素转化为活性更强的双氢睾酮后，刺激皮脂腺分泌过盛，可出现痤疮。痤疮多分布在患者额部、颧部及胸背部，伴有皮肤粗糙、毛孔粗大，具有症状重、持续时间长、顽固难愈、预后差的特点。另外，还可有阴蒂肥大、乳腺萎缩等。极少数病例有男性化征象，如声音低沉、喉结突出。

（4）多囊卵巢综合征患者中40%~60%的 BMI > 25kg/m^2。肥胖的发生与多囊卵巢综合征的发生发展存在相互促进的关系。

（5）多囊卵巢综合征患者可出现或大或小的天鹅绒状或片状的呈灰棕色的局部皮肤病变，常分布在颈后、腋下、外阴、腹股沟等皮肤皱褶处，称黑棘皮症。该症状与高雄激素、胰岛素抵抗及高胰岛素血症有关。

（6）盆腔检查有时可触及一侧或双侧增大的卵巢。B 型超声检查可见一侧或双侧卵巢中直径 2~9mm 的卵泡 ≥ 12 个和（或）卵巢体积 ≥ 10cm^3。

2. 相关检查

（1）总睾酮、生物活性睾酮或游离睾酮、性激素结合蛋白测定　多囊卵巢综合征患者血清睾酮、双氢睾酮、雄烯二酮水平升高，性激素结合球蛋白（SHBG）水平下降，部分患者表现为血清总睾酮水平不高，但血清游离睾酮升高。由肾上腺产生的脱氢表雄酮或硫酸脱氢表雄酮正常或轻度升高。

（2）促性腺激素测定　多囊卵巢综合征患者促卵泡激素（FSH）正常或偏低，约 60% 的患者黄体生成素（LH）升高，LH/FSH ≥ 2。如 LH/FSH ≥ 3 以上，更有助于诊断。约 95% 患者的 LH/FSH 升高。促性腺激素释放激素（GnRH）刺激后，LH 反应亢进，FSH 反应偏低。

（二）辨证诊断

本病责之于肾、肝、脾三脏，病理产物多为痰浊、瘀血。故临床常分为肾阳虚证、痰湿阻滞证、气滞血瘀证、肝经湿热证等证型。

1. 肾阳虚证

临床证候：体胖，月经周期延迟，经量少，色淡质稀，渐至经闭，或月经周期紊乱，经量多，淋漓不尽。婚久不孕。下肢浮肿，腰膝酸软，头晕耳鸣，面色不华，身疲倦怠，畏寒，便溏。舌淡苔薄白，脉沉细。

辨证要点：体胖而月经迟至，经量少，色淡质稀，腰腿酸软，脉沉细。

2. 痰湿阻滞证

临床证候：体胖，月经周期延迟，经量少，色淡质黏稠，渐致闭经。婚久不孕，带下量多，胸闷泛恶，喉间多痰，毛发浓密，神疲肢重，舌苔白腻，脉滑或沉滑。

辨证要点：体胖，月经周期延迟，经量少，胸闷泛恶，脉滑或沉滑。

3. 气滞血瘀证

临床证候：体胖伴皮肤皲裂，乳房胀痛，月经周期延迟，经期淋漓不净，色暗红，质稠或有血块。渐致闭经，婚久不孕。小腹胀痛拒按，胸胁胀痛。舌暗红或有瘀点，苔薄，脉沉涩。

辨证要点：体胖伴皮肤皲裂。月经周期延迟，质稠或有血块。舌暗红或有瘀点，脉沉涩。

4.肝经湿热证

临床证候：体胖，月经周期延迟，经量少或闭经。婚久不孕，毛发浓密，面部痤疮，经前乳房胀痛，大便秘结。舌红，苔黄，脉弦或弦数。

辨证要点：体胖，月经周期延迟，经量少或闭经，经前乳房胀痛。脉弦或弦数。

甲状腺功能异常可引起下丘脑－垂体－卵巢轴异常，从而引起持续不排卵。临床上可有月经失调或闭经，可检测血清 TSH 鉴别。

三、临床治疗

（一）提高临床疗效的要素

标本兼治

多囊卵巢综合征的治疗应以调节肾－天癸－冲任－胞宫生殖轴，使月经应期而至为目标。肾虚不能化生精血为天癸，肝郁疏泄失司则冲任不通，二者为多囊卵巢综合征之根本病因，而痰湿瘀血阻滞则是本病的外在表象。治疗应当标本兼治，配合祛痰化瘀，行气活血，同时根据兼症加减方药。

（二）辨病治疗

1.原发病

多囊卵巢综合征的治疗主要为调整月经周期、降低高雄激素与胰岛素抵抗，以及对有生育要求者进行促排卵治疗。其次，无论有无生育要求，均应改变生活方式，包括控制饮食、锻炼、戒烟、戒酒等。具体治疗方案参考相关章节。

2.多囊卵巢综合征相关肥胖

（1）治疗肥胖与胰岛素抵抗　增加运动以减轻体重，纠正由肥胖而加剧的内分泌代谢紊乱，减轻胰岛素抵抗和高胰岛素血症，使 IGF-1 降低，同时 SHBG 增多使游离雄激素水平下降。减轻体重可使部分肥胖型多囊卵巢综合征者恢复排卵，并可预防 2 型糖尿病及心血管疾病的发生。服用二甲双胍，对伴或不伴有糖尿病者均可使用，能有效地降低体重，改善胰岛素敏感性，降低胰岛素水平，使毛发减少甚至可恢复月经与排卵。由于肥胖和胰岛素抵抗是多囊卵巢综合征的主要病因，故凡可减轻体重与增加胰岛素敏感性的药物均可治疗本综合征。近年来，已有很多有关胰岛素增敏剂的治疗报道。噻唑烷二酮为一类口服胰岛素增敏剂，主要用于治疗糖尿病，如吡格列酮可明显减轻多囊卵巢综合征患者的高胰岛素血症和高雄激素血症，并有助于诱导排卵。

（2）降低体重　应强调体育锻炼，控制饮食，必要时辅予降低代谢的减肥药物。重点是降低碳水化合物／脂肪摄入比率，以遏制胰岛素抗拒，减轻体重以平抑异常促性腺激素和雄激素分泌。

（3）药物诱导排卵

①氯米芬：是多囊卵巢综合征的首选药物，排卵率为60%~80%，妊娠率30%~50%。氯米芬与下丘脑－垂体水平的内源性雌激素竞争受体，抑制雌激素负反馈，增加GnRH分泌的脉冲频率，从而调整LH与FSH的分泌比率。氯米芬也直接促使卵巢合成和分泌雌激素。于自然月经周期或撤药性子宫出血的第5天开始，每天口服50mg，连续5次为1个疗程，常于服药的3~7天（平均7天）排卵，多数在3~4个疗程内妊娠。若经3个治疗周期仍无排卵者，可将剂量递增至每天100~150mg，体重较轻者可考虑减少起始用量（25mg/d）。服用本药后，卵巢因过度刺激而增大，血管舒张而有阵热感、腹部不适、视力模糊或有皮疹和轻度脱发等不良反应。治疗期间记录月经周期的基础体温，监视排卵，或测定血清黄体酮、雌二醇以证实有无排卵，指导下个疗程剂量的调整。

②三苯氧胺：适用于氯米芬（CC）治疗无效者。三苯氧胺也是一种抗雌激素，小剂量短程治疗可促进排卵，作用机制同CC。于月经周期（或黄体酮撤退出血）的第2天（或第五天）20~40mg/d，连服5天。治疗效果与CC相似。

③尿促性素（HMG）：主要用于内源性垂体促性腺激素与雌激素分泌减少的患者，尿促性素（HMG）是从绝经期女性尿中纯化的提取物，内含FSH与LH，两者比例为1∶1。每安瓿含FSH和LH各75U。尿促性素（HMG）被视为治疗无排卵不孕的备选诱发排卵药物，因其不良反应较多，诱发卵巢过度刺激综合征（OHSS）的危险性较大。一般开始每天肌内注射HMG 1安瓿，3~4天后如血清雌二醇水平逐渐增加则继续用药，若雌二醇水平不上升可再增加0.5~1安瓿，3天后再根据情况调整用量。当尿雌激素水平达50~100μg/24h，或血清雌二醇在500~1000pg/ml时或卵巢增大明显者应停药。绒促性素（HCG）的治疗剂量应因人及治疗周期而异，并备有严密的卵泡成熟监测措施，防止发生卵巢过度刺激综合征（OHSS）。

④促性腺激素释放激素（GnRH）：GnRH可促进垂体的FSH和LH释放，但长期应用使垂体细胞的GnRII受体不敏感，导致促性腺激素减少，从而减少卵巢性激素的合成。其作用可逆，开始对垂体的FSH、LH和卵巢的性激素起兴奋作用，14天后下降至正常水平，28天达去势水平。

（三）辨证治疗

1.辨证论治

（1）肾阳虚证

治法：温补肾阳。

方药：右归丸。本方由熟地黄、附

子、肉桂、山药、山茱萸、菟丝子、鹿角胶、枸杞子、当归、杜仲组成。

加减：神倦乏力者加生黄芪20g；形寒肢冷者加淫羊藿10g；湿阻气滞者加木香6g、厚朴10g；上身肿甚合喘者用越婢加术汤，由麻黄、石膏、甘草、生姜、大枣组成，或葶苈大枣泻肺汤，由葶苈子、大枣组成。

（2）痰湿阻滞证

治法：化痰燥湿、活血调经。

方药：苍附导痰丸。本方由苍术、香附、陈皮、胆南星、枳壳、半夏、川芎、白茯苓、神曲组成。

加减：头昏头沉者加半夏10g、天麻10g；胸闷气短者加瓜蒌15g、枳壳20g；浮肿甚者加薏苡仁20g、丝瓜络10g。

（3）气滞血瘀证

治法：理气活血、祛瘀通经。

方药：血府逐瘀汤合失笑散。血府逐瘀汤由桃仁、红花、当归、生地黄、牛膝、川芎、桔梗、赤芍、枳壳、甘草、柴胡组成，失笑散由五灵脂、蒲黄组成。

加减：胸背刺痛者加桃仁10g、红花10g；肢体酸胀疼痛者加木瓜5g、薏苡仁20g；口苦者，加藿香10g、栀子6g；大便秘结者加郁李仁15g、大黄10g。

（4）肝经湿热证

治法：泻肝清热、除湿调经。

方药：龙胆泻肝汤。本方由龙胆草、黄芩、栀子、泽泻、生地黄、柴胡、生甘草、木通、车前子、当归组成。

加减：气血亏虚者合八珍汤加减，八珍汤由当归、川芎、熟地黄、白芍、人参、茯苓、白术、炙甘草组成。活血加牡丹皮10g、川芎10g、王不留行6g；祛湿加泽泻10g、苍术15g、薏苡仁20g；化痰加陈皮6g、贝母6g。

2. 成药应用

红花逍遥胶囊　由竹叶、柴胡、当归、白芍、白术、茯苓、皂角刺、红花、薄荷、炙甘草组成。功效为疏肝理气活血。用于肝气不舒所致的胸胁胀痛，头晕目眩，食欲减退，月经不调，乳房胀痛，颜面黄褐斑等症。治疗多囊卵巢综合征引起的乳房胀痛，肝气郁结，有良效。

3. 单方验方

（1）暖宫助孕汤　李凤英总结王琪教授治疗多囊卵巢综合征所致不孕的经验，认为多囊卵巢综合征的病机主要以肾阳虚为本，以气滞湿阻、痰瘀互结为标。其病变脏腑主要涉及肾、肝、脾。暖宫助孕可暖宫助孕、温肾助阳，由巴戟天、熟地黄、淫羊藿、仙茅、鹿角霜、菟丝子组成。若经闭日久，或见经少，舌紫暗，瘀阻较重时加活血化瘀的皂刺、王不留行等破血之品；若卵巢明显增大，加制鳖甲、生牡蛎、鸡内金以软坚散结；若腰痛甚者，加杜仲、续断；若兼见烦躁易怒、口苦咽干、大便秘结等化热之象者，加柴胡、栀子、大黄；若溢乳，加炒麦芽、薄荷；多毛加玉竹、黄精等。

（2）多囊方　鲍维雅自拟方，由生山楂、菟丝子、苍术、香附、川芎、制南星、石菖蒲、枳壳、五灵脂、淫羊藿、仙茅、陈皮等组成。

（3）补肾疏肝汤　王旭芳自拟方，由菟丝子、淫羊藿、鹿角霜、当归、白芍、生地黄、熟地黄、皂角刺、牛膝、桃仁、茺蔚子、肉苁蓉、夏枯草、胆南星等组成。

（三）医家诊疗经验

1. 杨悦娅教授

杨悦娅教授总结朱南孙老师治疗多囊卵巢综合征的经验，以益肾温煦，补气通络作为治疗总则。在患者月经到来时，服用巴戟肉、菟丝子、山茱萸、肉苁蓉、仙茅、淫羊藿、熟地黄、当归、女贞子等药以求阴阳相济。在月经后服用党参、黄芪、黄精、山药、砂仁、石楠叶、白术、茯苓、皂角刺等益气通络药以促进排卵。

2. 王晓静教授

王晓静教授总结杨鉴冰教授治疗多囊卵巢综合征的经验，采取补肾治本之法，使肾精充足，冲任血盛，佐以活血、化瘀、祛痰之品。自拟补肾化痰调经汤：熟地黄、山茱萸、菟丝子、枸杞子、当归、何首乌、赤芍、白芍、香附、胆南星、陈皮、枳壳、炙甘草。收效甚验。

四、预后转归

多囊卵巢综合征患者普遍患有高胰岛素血症、糖尿病及心脑血管疾病。据统计，小于 40 岁的子宫内膜癌患者中有 19%~25% 合并多囊卵巢综合征，部分多囊卵巢综合征可进展为子宫内膜癌。多囊卵巢综合征远期并发症主要包括糖代谢和脂代谢的异常，糖代谢异常可能会导致糖尿病，而脂代谢异常则可引发很多问题。多囊卵巢综合征引起的另一个问题是不孕。多囊卵巢综合征患者长期无排卵，雌激素长期作用于子宫内膜，可导致子宫内膜增生，甚至导致子宫内膜癌。

五、预防调护

（一）预防

由于本病多有先天因素，且发病机制不明确，所以目前无公认的预防方法。根据以往经验，注意生殖系统健康，不饮酒不吸烟，减少压力，放松心情是预防该疾病的方法。

（二）调护

1. 科学减肥

肥胖的多囊卵巢综合征患者（BMI＞29.9kg/m^2）应以有效而健康的方式，以每月约降 2kg 的安全速度进行减重。

2. 优化饮食

优化饮食是多囊卵巢综合征重要的辅助治疗手段，除每天的总热量应低于 1500kcal 外，应谨慎选择食物，根据身体需要适当摄入营养。

主要参考文献

[1] 钱易,马翔. 多囊卵巢综合征诊断标准解读 [J]. 中国实用妇科与产科杂志, 2019, 35 (3): 265-267.

[2] 田之莹,王昕. 针刺治疗多囊卵巢综合征的临床应用 [J]. 医学综述, 2020, 26 (2): 371-372.

[3] 王威岩,霍利红,周振坤. 头穴电针联合体针治疗痰湿型多囊卵巢综合征的临床观察 [J]. 中国中医药科技, 2017, 24 (1): 85-87.

[4] 尹萱颖. 针刺联合中药治疗肥胖型多囊卵巢综合征的 Meta 分析 [D]. 哈尔滨: 黑龙江中医药大学, 2022.

[5] 董明会,陈林兴. 陈林兴教授治疗多囊卵巢综合征所致的月经稀发经验 [J]. 云南中医中药杂志, 2018, 39 (12): 9-11.

第九章　围绝经期相关性肥胖

女性由生殖的年龄过渡到失去生殖功能的时期，称为绝经期或围绝经期。围绝经期是身体功能由旺盛走向衰退的转折点。国际妇产科联盟定义委员会（FIGO）定义围绝经期是"从性的成熟状态过渡到卵巢功能完全消失的期间"。由于卵巢分泌雌激素功能低下，引起了一系列的生理性或病理性的改变，其中之一就是肥胖。肥胖控制不当会导致许多不良症状，并成为其他疾病的基础。

围绝经期相关性肥胖在中医没有明确的论述，中医"绝经前后诸症"与之相关。

一、病因病机

（一）西医学认识

1. 病因

（1）新陈代谢障碍　进入围绝经期后的女性基础代谢降低，体内细胞逐渐减少，而储存的脂肪逐渐增加。随着年龄的增长以及体力下降，活动量也相对减少，进而导致机体需要的热量减少，体内储存的脂肪相对增多而引起肥胖。

（2）摄入能量过多　有些围绝经期女性因为对外形的要求下降，可能会疏于对饮食的控制，或经常性地暴饮暴食、夜间加餐，或在看电视时进食过多零食，而导致肥胖。

（3）心理因素　女性进入围绝经期后，由于内分泌失去平衡，人体大脑的垂体–内分泌轴发生变化，会出现一些自主神经功能紊乱的症状，如焦虑、失眠、暴躁等。这些因素促使患者暴饮暴食，从而导致肥胖。

2. 发病机制

（1）下丘脑–垂体功能变化　绝经前 10~15 年，即从 35 岁开始，促卵泡生成激素开始升高，卵泡期缩短，月经频发。40 岁无排卵率达 3%~7%，41~50 岁无排卵率达 15%~25%，黄体发育不良率达 18%~36%，生殖能力下降。绝经前女性切除双侧卵巢后 1 个月，促性腺激素即达到绝经后水平。FSH 释放活性较绝经前更活跃。外周血运中促卵泡生成激素、LH 波动频率 60~120 次 / 分，基本相似于下丘脑 GnRH 释放节律，其脉冲释放中心是正中隆突部弓状核。由于下丘脑对激素分泌的影响，导致女性脂类的分布及代谢出现变化，在激素分泌的代偿下，即可能发生肥胖。

（2）雌激素水平下降　雌二醇每天产生 12μg，全部为外周雌酮还原而来。雌二醇血中浓度为 18pg/ml，代谢清除率降低 30%。部分患者绝经卵巢仍有分泌雌二醇活性，量甚微。雌酮在腺外转化而来，每天产生率45~55μg，血中浓度35pg/ml，为雌二醇的2~4倍。代谢清除率降低20%。肥胖女性雄烯二酮向雌酮转化率增加2倍，游离雌激素增加4倍，此与性激素结合球蛋白（SHB）生成减少有关。女性绝经后黄体酮和17羟孕酮低于早卵泡期水平。雌激素能直接作用于脂肪组织发挥作用，故男性和绝经后女性比年轻女性有着更大的肥胖风险。

（二）中医学认识

肾气衰退

《素问·上古天真论篇》云："女子七岁……七七，任脉虚，太冲脉衰少，天癸竭，地道不通，故形坏而无子也。"女性生长、发育、衰老，根于肾。由于肾气亏虚，导致人体气机不上达，不能鼓动脾脏的运行，水谷精微不能运化，出现精微潴留，形成肥胖。

二、临床诊断

（一）辨病诊断

1. 诊断要点

女性从生殖期过渡到非生殖期的年龄段。围绝经期包括以下三阶段。绝经前期：闭经前2~5年，平均4年左右。绝经期：持续闭经第一年。绝经后期：月经停止后（无论是自然绝经或人工绝经）至卵巢内分泌功能完全消失时期，既进入老年期前的阶段。自然绝经指卵巢内卵泡用尽，或剩余的卵泡对促性腺激素丧失了反应，卵泡不再发育和分泌雌激素，不能刺激子宫内膜生长。人工绝经是指手术切除双侧卵巢或其他因素导致卵巢功能停止，如放射治疗和化疗等。

目前临床用体重指数（BMI）来评价。BMI < 18.5kg/m² 者为体重过低，BMI在18.5~23.9kg/m² 为正常范围，BMI在24.0~27.9kg/m² 为超重，BMI ≥ 28kg/m² 为肥胖（详见单纯性肥胖章节）。

2. 相关检查

（1）雌二醇（E_2） 由卵巢的卵泡分泌，主要功能是促使子宫内膜转变为增殖期和促进女性第二性征的发育。血 E_2 的浓度在排卵前期为48~521pmol/L，排卵期为70~1835pmol/L，排卵后期为272~793pmol/L。

（2）黄体酮（P） 由卵巢的黄体分泌，主要功能是促使子宫内膜从增殖期转变为分泌期。血P浓度在排卵前为0~4.8nmol/L，排卵后期为7.6~97.6nmol/L。

（3）睾酮（T） 女性体内睾酮50%由外周雄烯二酮转化而来，肾上腺皮质分泌的约25%，仅25% 来自卵巢。主要功能是促进阴蒂、阴唇和阴阜的发育。对雌激素有拮抗作用，对全身代谢有一定影响。女性血T正常浓度为0.7~3.1nmol/L。

（4）催乳素（PRL） 由垂体前叶腺嗜酸细胞分泌的蛋白质激素，主要功能是促进乳腺的发育生长、刺激并维持泌乳、刺激卵泡LH受体生成等作用。在非哺乳期，血 PRL 正常值为 0.08~0.92nmol/L。

（5）黄体生成素（LH） 垂体前叶嗜碱性细胞分泌的一种糖蛋白促性腺激素，主要是促使排卵，在FSH的协同作用下，形成黄体并分泌孕激素。血 LH 的浓度，在排卵前期为 2~15mIU/ml，排卵期为 30~100mIU/ml，排卵后期为 4~10mIU/ml。一般在非排卵期的正常值是 5~25mIU/ml。

（6）促卵泡生成激素（FSH） 垂体前叶嗜碱性细胞分泌的一种糖蛋白激素，其主要功能是促进卵巢的卵泡发育和成熟。血 FSH 的浓度，在排卵前期为 1.5~10mIU/ml，排卵期为 8~20mIU/ml，排卵后期为 2~10mIU/ml。一般以 5~40mIU/ml 作为正常值。

（二）辨证诊断

1.肾虚肝旺证

临床证候：肥胖伴皮肤干枯，潮热，面部潮红，阵汗，眩晕。或头痛失眠，或耳鸣，或心烦易怒，或胸胁作胀，或阴部干涩不适。小便黄少，大便秘结。脉涩或弦，舌红苔少。

辨证要点：肥胖伴皮肤干枯，潮热，小便黄少，大便秘结。脉涩或弦，舌红苔少。

2.肾气虚弱证

临床证候：肥胖部位以臀部及双下肢为主，畏寒嗜卧，脚弱乏力。自汗，骨痛（如骨节痛、足跟痛、肩痛等），手足麻木，倦怠浮肿，小便频数或失禁，大便时溏。舌淡不荣，苔薄白，脉沉弱。

辨证要点：肥胖部位以臀部及双下肢为主，畏寒嗜卧，倦怠浮肿，小便频数或失禁，舌淡不荣，苔薄白，脉沉弱。

3.肾阴虚证

临床证候：肥胖，月经紊乱，或崩或漏，经色鲜红。头目晕眩，耳鸣，面颊阵发性烘热，汗出，五心烦热，腰膝酸疼，足跟疼痛。或皮肤干燥、瘙痒，口干便结，尿少色黄。舌红少苔，脉细数。

辨证要点：形体肥胖，五心烦热，腰膝酸疼，尿少色黄。舌红少苔，脉细数。

4.肾阳虚证

临床证候：肥胖，经行量多，经色淡黯，崩中漏下。精神萎靡，面色晦暗，腰背冷痛，小便清长，夜尿频数，面浮肢肿。舌淡，或胖嫩边有齿印，苔薄白，脉沉细弱。

辨证要点：肥胖，精神萎靡，面色晦暗，腰背冷痛，小便清长。脉沉细弱。

5.脾虚湿困证

临床证候：肥胖多睡，倦怠乏力，懒言少动，纳呆腹胀，大便稀溏。舌淡红，苔白腻，脉沉细弱。

辨证要点：肥胖多睡，倦怠乏力，懒言少动。舌苔白腻，脉沉细弱。

6.痰浊中阻证

临床证候：肥胖，肢体困重，气

短胸闷，纳呆泛恶，小便短少，大便溏薄。舌体胖大有齿痕，苔白厚腻，脉沉缓。

辨证要点：肥胖，肢体困重，大便溏薄。舌体胖大有齿痕，苔白厚腻，脉沉缓。

三、临床治疗

（一）提高临床疗效的要素

（1）医生应仔细审察患者的症状、体征等临床表现，尤其是寒热症状、脏腑证候是否突出，以及舌象、脉象等变化。

（2）围绝经期综合征病机属虚多实少，用药不宜过猛，不宜过于苦寒，扶阳同时不忘补气。

（二）辨病治疗

1. 非药物治疗

调节日常生活习惯，调节心理健康，对治疗相关症状有一定的效益。在国内外报道中，有不少以自然疗法或心理治疗模式治疗围绝经期相关性肥胖的报道。

2. 药物治疗

针对围绝经期女性卵巢功能衰退，雌激素水平急剧下降而引致的一系列全身症状，现行被最广泛采用的疗法是激素疗法（HT），亦称为激素替代疗法（HRT）。包括补充雌激素、孕激素及雄激素，以提高体内性激素水平。

（三）辨证治疗

1. 辨证论治

（1）肾虚肝旺证

治法：滋肾柔肝，养阴潜阳。

方药：鳖甲养阴煎。本方由鳖甲、龟甲、熟地黄、枸杞、麦冬、杭芍各9g，首乌藤15g，地骨皮、茯神各9g，牡丹皮6g组成。

加减：眠差，耳鸣，头眩甚者加酸枣仁、天麻；汗多者加五味子、白芍、浮小麦；肝旺乘脾，兼有纳呆、腹胀者加香附、青皮；无故欲泪，喜怒无常者加甘麦大枣汤。身体过于壮盛者加决明子、荷叶。

（2）肾气虚证

治法：补肾益气。

方药：金匮肾气丸。本方由干地黄20g，山药10g，山茱萸10g，泽泻6g，茯苓6g，牡丹皮10g，桂枝5g，附子3g组成。

加减：气短自汗者加沙参、黄芪、五味子；腹泻者加五味子、肉豆蔻（去油）、干姜。

（3）肾阴虚证

治法：滋养肾阴，佐以潜阳。

方药：左归丸合二至丸。本方由熟地黄20g，山药10g，枸杞10g，山茱萸10g，川牛膝6g，菟丝子10g，鹿角胶10g，龟甲胶10g，女贞子15g，墨旱莲15g组成。

加减：气虚者加人参以补气；小便不利者加茯苓以利水渗湿；大便燥结者

加肉苁蓉以润肠通便。

（4）肾阳虚证

治法：温补肾阳。

方药：右归丸。本方由熟地黄20g，炒山药10g，枸杞子10g，鹿角胶10g，制菟丝子10g，杜仲10g，山茱萸10g，当归15g，肉桂12g，制附子3g组成。

加减：崩中漏下者加赤石脂、补骨脂，以增温肾固冲之功效；腰背冷痛明显者加川椒、鹿角片，以增补肾扶阳、温补督脉之效；胸闷痰多者加瓜蒌、法半夏以化痰祛瘀；肌肤面目浮肿者加泽泻、冬瓜皮。

（5）脾虚湿困证

治法：益气健脾、化瘀利湿。

方药：防己黄芪汤。本方由防己12g，黄芪15g，甘草6g，白术9g组成。

加减：纳呆腹胀者加青皮、焦山楂；便溏尿少者加山药、泽泻。

（6）痰浊中阻证

治法：化痰泄浊。

方药：温胆汤。本方由半夏、竹茹、枳实各6g，陈皮9g，炙甘草3g，茯苓5g组成。

加减：纳呆泛恶者加生山楂；气短胸闷者加葶苈子、全瓜蒌。

2.成药应用

（1）肾气丸 补肾助阳。用于肾气虚弱所致的围绝经期肥胖患者。症见肥胖，畏寒嗜卧，脚弱乏力，或有自汗，或骨痛（如骨节痛、足跟痛、肩痛等）。

（2）交泰丸 交通心肾。用于心肾不交所致的围绝经期肥胖患者。症见肥胖，胸中痞闷嘈杂，不思饮食，失眠等。

（3）二陈丸 燥湿化痰。用于痰湿瘀滞所致的围绝经期肥胖患者。症见肥胖，经期退后或绝经，肢体困重等。

3.单方验方

（1）瓜石汤 瓜蒌、石斛、玄参、麦冬、生地黄、瞿麦、车前子、益母草、马尾连、牛膝。功能滋阴清热、宽胸和胃、活血通经。主治阴虚胃热所引起的肥胖、月经稀发或血涸经闭。

（2）清眩平肝汤 当归、川芎、白芍、生地黄、桑叶、菊花、黄芩、女贞子、墨旱莲、红花、牛膝。功能滋肾养肝、清热平肝、活血调经。主治肝肾阴虚、肝阳偏亢所致的肥胖、眩晕、烦躁。

（四）医家诊疗经验

刘启廷教授

刘教授认为，治疗围绝经期综合征应以宁心解郁治标，安神固肾治本为原则，为调整脏腑阴阳平衡，创立安神解郁汤治疗围绝经期综合征。方药组成：茯苓、九节菖蒲、牡丹皮、炒栀子、仙茅、淫羊藿、珍珠母、酸枣仁、莲子心。其中以茯苓健脾益气，因脾胃位于中焦，为上下交济之中轴，中气健旺，则可四轮运转，阴阳交合。围绝经期综合征患者症状变化多端，与常病不符，经年不愈，可以怪病论治，因"怪病多由痰作祟"，故以九节菖蒲化痰开窍，安神醒脾。牡丹皮、炒栀子相须为用，牡丹皮入血分除骨蒸，炒栀子入气分除烦热，合用以清肝火，除烦热。仙茅与淫羊藿合用，益精补肾，温肾壮阳。仙茅补阳而不助火，且有阳中求阴之义，以补益肾精。现代药理研究证实，仙茅、淫羊藿均有促进垂体对促性腺激素反应的作用，改善因围绝经期下丘脑 - 垂体 - 卵巢的反馈抑制作用，促使性腺激素分泌增多，而激发自主神经及其支配下的各脏器的功能作用，从而减轻围绝经期综合征的各种症状。珍珠母平肝潜阳、镇静安神，酸枣仁养心安神敛汗，莲子心清心安神、交通心肾。此三味药物的应用，既能改善患者失眠多梦、汗出异常的症状，又可清心火，潜肝阳，使相火下降于肾水，不燔灼于外。水中有火，则生元气。

四、预后转归

只要诊断明确，经调整生活习惯及科学治疗后，绝大多数患者的症状均可好转，骨质流失也会减少，生活质量得以提高。

五、预防调护

（一）预防

1. 防止早衰

患者中年时期身体开始衰退的原因，除了自然衰退的原因外，还有人为因素。青年时期若体弱或多次人工流产，又不注意养生保健，则中年时期易多病。患者在围绝经期应重视对疾病的防治要防微杜渐，在经、孕、产、乳各个时期，都注意卫生保健。《景岳全书》曰："故人于中年左右，当大为修理一番，则再振根基。"所以要高度关注中年养生，可根据自身的体质、生活环境等进行调节。如冬令季节适当地进服补品，同护元阴元阳，调理气血，重修生息，即再振根基。有学者提出女性要从中年时期开始补钙，预防骨质疏松症，比发病后治疗更行之有效。

2. 调节情志

女性在围绝经期多面临繁重的家庭及工作负担，容易产生焦虑和烦躁情绪。不良的情绪可影响女性生理状态甚至导致疾病的产生，因而要加强社会宣传，使家庭和社会共同关注女性健康。但最重要的是女性自身要保持积极乐观的生活态度和良好的情绪。

（二）调护

（1）避免强烈的精神刺激，保持乐观愉快的情绪，以保持气血畅达和肝之疏泄功能正常。

（2）避免劳累，节制房事，以保持肾之封藏施泄功能的正常。

（3）节制饮食，加强体育锻炼，以保持脾胃之运化腐熟功能正常。

主要参考文献

[1] 范慧娟，陈淑娇. 围绝经期肥胖患者154例中医证素分布特点研究 [J]. 中

华中医药杂志，2019，34（3）：1153-1156.

［2］王富春，马铁明. 刺法灸法学［M］. 北京：中国中医药出版社，2016.

［3］徐芳园，黄伟. 围绝经期肥胖的病因病机分析及临床研究进展［J］. 中医药信息，2022，39（8）：85-88.

［4］滕井泉，张艳. 基于"阳化气，阴成形"理论的围绝经期肥胖发病机制及治疗探讨［J］. 时珍国医国药，2021，32（10）：2477-2478.

［5］王瑞萍. 围绝经期综合征的中医辨证论治［J］. 中医临床研究，2011，3（11）：82-83.

第十章　妊娠相关性肥胖

妊娠相关性肥胖泛指女性在妊娠时体重增长超过了正常的增重范围。妊娠期肥胖与糖代谢异常、脂代谢异常、妊娠期高血压疾病的发生关系极为密切，同时使巨大儿、难产、胎儿窘迫、产后出血的发生率明显增加，这一现象已引起社会关注。

中医古籍无妊娠相关性肥胖的病名，其中医病名可参考患者的临床表现。

一、病因病机

（一）西医学认识

（1）营养的过度摄入　由于我国孕育胎儿的传统理念，孕妇过多摄入动物性食品和含脂类较高的食品营养比例失调，导致肥胖。

（2）激素水平的变化　由于下丘脑–性腺功能出现变化，激素作用于下丘脑外侧区摄食中枢，产生刺激，而位于腹内侧核的饱中枢受到抑制，故引起对饮食的需求增加，进而形成肥胖。

（3）生活方式的改变　孕妇运动减少，睡眠时间增加，热能消耗减少，从而导致肥胖。

妊娠相关性肥胖脂肪主要沉积在臀部和腹部，如果不予以重视，及时干预，部分患者可能会转化成终身肥胖。

（二）中医学认识

1.病因

（1）过逸所伤　因妊娠期特殊的生理时期，往往运动过少，而致过逸，郁滞气机，血脉失于宣畅，形成肥胖。

（2）七情内伤　由于妊娠期人体阴阳失调，易出现情志失调，或易躁善怒，或郁郁不舒，肝之气血不能条达舒畅，导致孕妇饮食偏嗜，代谢功能失调，形成肥胖。

2.病机

（1）脾强胃弱　孕期经血停闭，血聚冲任养胎，冲脉气盛，冲脉隶于阳明，阳气充溢，脾气上升，人的摄食功能增强，胃气虚弱，胃失受纳，运化失司，日久出现膏脂沉积，形成肥胖。

（2）肝火扰胃　平素性躁多怒，肝郁化热，孕期血聚养胎，肝血更虚，肝火愈旺，且冲脉气盛，冲脉附于肝，肝脉挟胃贯膈，冲气夹肝火扰胃，胃火蒸腾，进食增强，导致肥胖。

二、临床诊断

（一）辨病诊断

临床诊断

国内采用美国医学研究院（IOM）

于 2009 年制定的标准（表 10-1），判定孕妇在妊娠期的体重增长程度是否异常。

（二）辨证诊断

1. 脾强胃弱证

临床证候：消谷善饥，便溏，舌红苔白，脉滑有力。

辨证要点：肥胖，便溏，脉滑有力。

2. 肝火扰胃证

临床证候：易躁善怒，胸胁满闷，口苦咽干，易饥多食，呕吐酸水，便秘溲赤，舌红苔黄燥，脉弦滑数。

辨证要点：肥胖，易躁善怒，易饥多食，脉弦滑数。

3. 痰滞证

临床证候：呕吐痰涎，胸膈满闷，不思饮食，口中淡腻，头晕目眩，心悸气短，舌淡胖，苔白腻，脉滑。

辨证要点：肥胖，不思饮食，口中淡腻，舌淡胖，苔白腻，脉滑。

4. 气郁证

临床证候：情志抑郁，腹胀，胸闷，恶心，胁下窜痛，胸胁胀满，舌红苔薄，脉弦滑。

辨证要点：肥胖，情志抑郁，胸胁胀满，舌红苔薄，脉弦滑。

三、鉴别诊断

（一）西医学鉴别诊断

1. 皮质类固醇综合征

该病是由多种病因引起的以高皮质醇血症为特征的临床综合征，主要临床表现为满月脸、多血质外貌、向心性肥胖、痤疮、紫纹、高血压、继发性糖尿病和骨质疏松等。结合皮质类固醇相关检查可以明确诊断。

2. 代谢综合征

代谢综合征是一组以肥胖（尤其是腹型肥胖）、高血糖（糖尿病或血糖调节受损）、血脂异常以及高血压等聚

表 10-1　孕妇孕前体重及孕期体重增长程度判定表

孕前体重状态	孕期体重增长程度		
	孕期增重不足（kg）	孕期增重正常（kg）	孕期增重过度（妊娠性肥胖）（kg）
瘦	< 12.5	12.5~18.0	> 18.0
标准	< 11.5	11.5~16.0	> 16.0
偏胖	< 7.0	7.0~11.5	> 11.5
胖	< 5.0	5.0~9.0	> 9.0

注：1. 孕期体重增长程度的判定：首先确定孕妇孕前体重状态，根据体质指数（BMI）的衡量指标判定，之后再根据此状态对应的"孕期体重增长程度"（见表 10-1）进行判定。

2. 孕期体重增长程度的简易判定法：孕期体重增长总量不超过 15 kg 或每周增长小于 0.4kg。无论哪种孕前体重状态，只要超过这个标准，即可视为孕期体重增长过度。

集发病，严重影响机体健康的临床症候群。该病是导致糖尿病、心脑血管疾病的危险因素。有肥胖、高血脂、高血压、糖尿病、胰岛素抵抗及葡萄糖耐量异常表现。结合相关的检查可以鉴别。

（二）中医学鉴别诊断

1. 妊娠合并肾风

孕前有肾风病史，孕前浮肿，孕后逐渐加重，以面部浮肿、腰痛、面色黑为主要症状表现，故可鉴别。

2. 子肿

以浮肿为主要特征，多发生于患者妊娠20周以后。由于胎儿生理性压迫，导致肿胀。开始由踝部肿起，渐延至小腿、大腿、外阴部、腹部甚至全身。

四、临床治疗

（一）提高临床疗效的基本要素

（1）提高对患者营养及运动的调理力度，并注意患者气血阴阳的变化。在治疗中可通过心理疏导来进一步提高临床疗效。

（2）注意调脾胃。妊娠相关性肥胖患者多系脾强胃弱，运化失司，膏脂沉积。

（二）辨病治疗

对肥胖或孕期体重异常增加的孕妇一般无须特殊治疗，但要注意孕期营养的适当性、合理性和科学性，并做力所能及的锻炼和劳动，防止孕期体重的过度增长。同时，对孕期肥胖及孕期体重增长过度的孕妇进行妊娠期加强管理，做好产前检查，分娩期加强观察，密切观察产程进展及胎心音变化情况，充分估计到巨大儿的可能性。

（三）辨证治疗

1. 辨证论治

（1）脾强胃弱证

治法：健胃和中。

方药：香砂六君子汤（《名医方论》）去半夏。本方由人参3g，白术6g，茯苓6g，甘草2g，陈皮2.5g，砂仁2.5g，木香2g组成。

加减：吐甚伤阴，症见口干便秘者宜去木香、砂仁、茯苓等温燥或淡渗之品，酌加玉竹6g、麦冬6g、石斛3g、胡麻仁6g等养阴和胃。

（2）肝火扰胃证

治法：疏肝利胆和胃。

方药：加味温胆汤（《医宗金鉴》）。本方由陈皮3g，制半夏3g，茯苓3g，炙甘草1.5g，枳实3g，竹茹3g，黄芩3g，黄连2.4g，麦冬6g，芦根3g组成。

加减：呕甚伤津，五心烦热，舌红口干者酌加石斛3g、玉竹6g以养阴清热；便秘者酌加胡麻仁6g以润肠通便。

（3）痰滞证

治法：化痰除湿。

方药：竹茹汤（《集验方》）。本方由青竹茹9g，生姜12g，半夏15g，茯苓12g，橘皮9g组成。

加减：脾胃虚弱，痰湿内盛者酌加苍术 5g、白术 9g 以健脾燥湿；兼寒者宜加丁香 1.5g、白豆蔻 3g 以温中化痰，降逆止呕；挟热者加黄芩 3g、知母 6g、前胡 3g，或用芦根汤（芦根 9g，竹茹 6g，橘皮 6g，麦冬 6g，前胡 3g）以祛痰浊，清邪热。

（4）气郁证

治法：疏肝解郁。

方药：逍遥散（《太平惠民和剂局方》）加苏梗、陈皮。本方由柴胡 9g，当归 9g，芍药 9g，茯苓 9g，白术 9g，生姜（切破）1 块，薄荷 6g，甘草 4.5g，苏梗 3g，陈皮 3g 组成。

加减：郁而化热者酌加栀子 6g、黄芩 3g 以清热凉血。

2. 成药应用

（1）补中益气丸（大蜜丸） 补中益气，升阳举陷。适用于妊娠性肥胖合并气虚，胎气下坠者。药物成分为黄芪（蜜炙）、党参、甘草（蜜炙）、白术（炒）、当归、升麻、柴胡、陈皮、生姜、大枣。口服，1 次 1 丸，1 日 2~3 次。

（2）白术散 除水湿，祛痰气。本方适用于妊娠性肥胖伴脾虚水湿明显者。药物成分为白术（蜜炙）、茯苓、大腹皮、生姜、陈皮、砂仁。

（四）医家诊疗经验

1. 罗元恺教授

罗教授认为妇科辨证主要分虚实。虚证以肾虚、脾虚为多，实证以气滞、血瘀或痰湿为主。本病应采用以病统论、以论统案的方法，以补肾健脾、固气摄血、调养冲任为组方原则。这对于妊娠性肥胖的治疗具有指导意义。

2. 周世鹏教授

周教授认为，女性虽以血用事，病多在血，但气居于首，"气治血亦宁""气旺胎孕佳"，故周世鹏尤重调气。肥胖应参考"诸湿肿满，皆属于脾"。如脾气健运，土旺制水，土盛血生，则水肿消失。反之，脾失健运，土不制水，也易肿或满。临床上妊娠性肥胖以脾虚所致最为多见，次为脾肾同病，脾肺同病。纯属肾或肺而致本病者，实为少见。

五、预后转归

妊娠相关性肥胖多数预后良好。早期发现，早期治疗对控制病情的发展，防止妊娠性高血压、糖尿病等疾病的发生有重要意义。

六、预防调护

（一）预防

肥胖孕妇可能产生妊娠期并发症。预防是针对妊娠性肥胖调控的最好方法。尤其对于妊娠前超重和有肥胖家族史的患者，应严格控制糖和脂肪的摄入，适度增加蛋白质的比例。同时定期监测孕妇体重和胎儿的变化，从而较好地控制妊娠相关性肥胖。

（二）调护

（1）建立孕期档案，监测孕妇体重变化，了解胎儿健康情况。

（2）建立孕期食谱，根据孕妇营养需要摄入能量。

（3）为孕妇建立合理的运动计划。

（4）孕妇体内雌、孕激素的增加，使肠蠕动减弱，药物在消化道内停留时间延长。雌激素增加，肝内胆汁淤积，清除药物毒素的速度下降，影响胚胎儿发育，所以妊娠期用药应严格监测，防止不良事件发生。

主要参考文献

［1］高庆红. 妊娠性肥胖与孕期并发症相关性研究［J］. 中国城乡企业卫生，2014，8（4）：157-159.

［2］刘小斌. 当代中医妇科学术名著—《罗元恺妇科经验集》读后［J］. 中医药学刊，2006，24（8）：1403-1405.

［3］时乐. 益气升阳治子肿验案［J］. 中国中医药报，2015，2（4）：1.

［4］姚僧垣. 洪氏集验方［M］. 北京：学苑出版社，2008.

［5］谢汉兴，唐红珍. 穴位埋线治疗脾虚湿阻型产后肥胖35例临床观察［J］. 湖南中医杂志，2021，37（3）：81-83.

第十一章　甲状腺功能减退症相关性肥胖

甲状腺功能减退症（简称甲减）是由于各种原因导致的甲状腺激素合成、分泌减少或生物效应不足而引起的全身性低代谢综合征。甲状腺功能减退导致体内甲状腺激素不足时，会引起人体内细胞间液增多，微血管渗出的白蛋白和黏蛋白含量增多，代谢率下降。甲减会引起胆固醇及甘油三酯水平升高为主的血脂异常，还会导致黏液性水肿和相应特征的继发性肥胖。

甲减在中医学中无专有病名，根据甲减的主要临床表现，中医学一般将其归属于"瘿病""虚劳""水肿""便秘"等范畴。

一、病因病机

（一）西医学认识

甲减的病因较为复杂，临床以甲状腺本身疾病引起的甲减最为多见，其次为垂体及下丘脑病变引起的甲减。

1. 先天性因素

因母亲缺碘使胎儿供碘不足，导致胎儿的甲状腺发育不全，对神经系统造成不可逆的损害。或因母亲在妊娠期患有某种自身免疫性疾病，血清中存在抗甲状腺抗体，抗体通过胎盘进入胎儿体内，对胎儿的甲状腺细胞起到破坏作用。或母亲在妊娠期间服用抗甲状腺药物或致甲状腺肿物质，使胎儿的甲状腺发育或甲状腺激素合成发生障碍。

2. 后天性因素

后天性因素导致的甲减，可分为原发性、继发性、促甲状腺素或甲状腺激素抵抗三类，其常见病因如下。

（1）原发性甲减　最多见的是自身免疫性甲状腺炎，如桥本甲状腺炎、无痛性甲状腺炎、产后甲状腺炎、萎缩性甲状腺炎等。其次是亚急性甲状腺炎、甲亢治疗后、甲状腺切除术后、颈部X线照射后、地方性甲状腺肿等。

（2）继发性甲减　主要包括垂体病变和下丘脑病变。垂体病变主要包括肿瘤、垂体手术照射、特发性垂体功能减低、淋巴细胞性垂体炎等；下丘脑病变主要包括肿瘤、嗜酸性肉芽肿、外伤、手术或射线照射、特发性及先天性缺陷等。

（3）促甲状腺素或甲状腺激素抵抗　临床较少见，可能与遗传缺陷有关。促甲状腺激素抵抗综合征是由于甲状腺对促甲状腺激素不敏感所致；甲状腺激素抵抗则是由于甲状腺素受体基因突变、甲状腺素受体减少或受体缺陷所致。

先天性因素引起的甲减导致继发性肥胖的可能性较小，故本章主要论述后天性因素引起的甲减导致的继发性肥胖的相关研究。

（二）中医学认识

1. 病因

（1）饮食不当　由于饮食不当，损伤脾胃，导致脾胃运化失常，不能化生水谷精微，气血来源不足。或运化不及则痰饮内生，痰湿壅盛，阻碍气机，损伤脾阳。脾为后天之本，脾阳虚弱，后天不足以养先天，久则肾失滋养，以致脾肾双亏，而见疲倦乏力、食欲不振、畏寒肢冷、嗜睡懒动、全身浮肿等症。

（2）情志失调　由于长期的烦躁易怒，致肝气郁结，肝气乘脾，肝郁脾虚，运化失常。或长期忧思焦虑，致心脾两伤，久则气血亏虚。又因气虚无力统血，易致气虚血瘀，脾虚生痰，最终导致痰瘀互结，经络被阻，血不利则为水。故常见精神抑郁、心烦、懒言、浮肿、闭经等症状。

（3）外邪侵袭　多见风热毒邪，从口鼻入侵，毒邪结聚于颈前，则见咽部及颈前肿痛。若治疗不及时或过用寒凉之品，内伤阳气，虽颈部热毒祛除，疼痛消失，但可见发音低沉、怕冷，甚则浮肿等症。

2. 病机

本病的病机关键为阳气虚衰，病变脏腑主要在肾，肾为先天之本，且为真阳所居，人身五脏诸阳皆赖肾中元阳以生发。肾中真阳虚衰则无以温煦五脏之阳故见形寒肢冷、神疲、浮肿。甲状腺激素不足是基本病因，激素属阴精，有阳之用。肾阳虚衰，不能温暖脾土，则脾阳亦衰，水液运化失常，机体水肿。且脾主统血，脾虚则血失统藏。女性可见月经紊乱、崩漏等症，常伴有贫血。肾阳不足，心阳亦鼓动无力，而见心阳虚衰之候，以脉来沉迟或缓多见，至此全身温煦之功能更差，以致肢冷、体温下降，甚则津血失运，聚而成湿，形成肥胖。

二、临床诊断

（一）辨病诊断

1. 诊断要点

（1）神经系统　常见智力减退，记忆力、注意力、理解力和计算力均减弱，听力下降，感觉灵敏度降低，有些患者有感觉异常、麻木，嗜睡等症状，严重者出现昏迷。

（2）循环系统　常觉心悸、气短、下肢浮肿（多为非凹陷性），有时伴有心包、胸腔或腹腔等多浆膜腔积液。一些患者的血压会升高。

（3）消化系统　食欲减退，胃酸分泌减少，肠蠕动减弱，顽固性便秘。

（4）生殖系统　性欲减退，男性患者常有阳痿，女性患者可有月经不调，溢乳等。

（5）肌肉、关节　肌肉有疼痛、强直、痉挛、无力、水肿等症状。关节有非炎性黏性渗出、软骨钙质沉积、关节破坏等症状。患者出现屈肌腱腱鞘炎。

部分患者由于腕管中黏蛋白物质在神经外堆积，引起手腕疼痛或感觉异常，出现腕管综合征。

2. 相关检查

（1）甲状腺激素测定　血清总 T_4（TT_4）、总 T_3（TT_3）、游离 T_3（FT_3）、游离 T_4（FT_4）及反 T_3 水平降低，其中以 FT_4 变化最明显，TT_4 变化其次。亚临床甲减，血清 T_3 可在正常范围。

（2）促甲状腺激素（TSH）测定　血清 TSH 测定是诊断甲减的最主要指标。原发性甲减者 TSH 升高为最早的改变，继发性甲减 FTa 降低而 TSH 正常或偏低，周围性甲减 TSH 一般高于正常范围。

（3）促甲状腺激素释放激素（TRH）刺激试验　主要用于中枢性甲减病变位置（下丘脑或垂体）的确定。下丘脑甲减，TSH 分泌曲线呈现高峰延缓出现（出现在注射 TRH 后 60~90 分钟），并持续高分泌状态至 120 分钟；垂体性甲减，TSH 反应迟钝，呈现一条低平曲线（增高小于 2 倍或者增加 ≤ 4.0mIU/L）；而原发性甲减时，TSH 分泌呈现一条高平曲线；垂体 TSH 肿瘤时，TSH 分泌不增加。

（4）甲状腺自身抗体测定　甲状腺过氧化物酶抗体（TPOAb）和甲状腺球蛋白抗体（TGAb）是确定原发性甲减病因的重要指标和诊断自身免疫性甲状腺炎（包括桥本甲状腺炎、萎缩性甲状腺炎）的主要指标。自身免疫性甲状腺炎患者血清 TPOAb 和 TGAb 阳性率 50%~90%，阻断性 TSH 受体抗体（TBAb）阳性率 20%~30%。

（5）其他检查

部分患者可见轻、中度贫血，血清总胆固醇、甘油三酯升高，少数患者可见血清泌乳素升高。心电图可显示低电压、窦性心动过缓、T 波倒置或低平，偶有 P-R 间期延长及完全性房室传导阻滞等。对于怀疑继发性甲减者可行头颅或蝶鞍影像学检查。

（二）辨证诊断

1. 肝郁乘脾证

临床证候：腹部及下肢肥胖，情志抑郁，善叹息，少腹或胸胁胀满，或见瘿瘤，或面色少华或虚浮，眼睑或下肢浮肿，倦怠乏力。女性患者或见月经量少，痛经，大便溏薄。舌淡苔白，脉弦细或缓。

辨证要点：情志抑郁，善叹息，腹部及下肢肥胖，倦怠乏力，大便溏薄。舌淡苔白，脉弦细或缓。

2. 脾阳虚弱证

临床证候：头面胖肿，体重增加，形寒气怯或四肢不温，浮肿多见于眼睑或颈前，腹胀便秘，或口唇，爪甲无华，面色少华或萎黄，皮肤干燥甚则脱屑，神疲乏力，失眠健忘。女性患者可见痛经，经行不畅，月经量少，色淡，延期等月经紊乱症。舌淡胖有齿痕，苔白滑，脉缓弱或沉迟。

辨证要点：头面胖肿，或体重增加，形寒气怯或四肢不温，神疲乏力。舌淡胖有齿痕，苔白滑，脉缓弱或沉迟。

3. 肾阳虚衰证

临床证候：浮肿伴肥胖，肢体浮肿以腰以下为甚，畏寒肢冷，尤以下肢为甚。耳鸣耳聋，腰酸冷。反应迟钝，记忆力减退，毛发脱，小便清长，大便稀溏或秘结。女子带下清冷，月经不调；男子阳痿，滑精。舌淡苔白，脉沉细或沉迟。

辨证要点：浮肿伴肥胖。肢体浮肿，腰以下为甚，畏寒肢冷，尤以下肢为甚。女子带下清冷，月经不调；男子阳痿，滑精。舌淡苔白，脉沉细或沉迟。

4. 水湿壅盛证

临床证候：头昏头沉，胸闷气短，胖肿，痰多，腹胀，全身明显浮肿，肢体肿胀感，困倦嗜睡，大便黏滞。舌体胖大，舌边有齿痕，苔厚腻，脉沉滑。

辨证要点：头昏头沉，胖肿，痰多，腹胀，全身明显浮肿。舌体胖大，舌边有齿痕，苔厚腻，脉沉滑。

5. 湿瘀互结证

临床证候：头晕头痛，胖而虚浮，胸闷气短，胸背刺痛，肢体酸胀疼痛，口苦口黏，小便不畅，大便秘结。舌隐青，舌边有齿痕，苔厚腻，脉沉涩。

辨证要点：头晕头痛，胖而虚浮，胸背刺痛，肢体酸胀疼痛。舌隐青，舌边有齿痕，苔厚腻，脉沉涩。

6. 气血亏虚证

临床证候：面部及四肢浮肿伴肥胖，面色苍白无华，神疲懒言，心悸气短，纳少，腹胀，畏寒肢冷，记忆力减退。舌淡，苔薄白，脉沉细。

辨证要点：面色苍白无华，神疲懒言，肥胖，心悸气短。舌淡，苔薄白，脉沉细。

三、鉴别诊断

1. 肾源性水肿

肾源性水肿初起时，多先出现于眼睑部或面部。患者常晨起时发现眼睑或面部浮肿，后来才扩布至全身。与甲减水肿不同，肾源性水肿多分布在皮下组织疏松和皮肤松软的部位，而眼睑正是组织间隙压力很低、皮肤伸展度很大的部位，故肾源性水肿常表现为全身水肿，尤其是眼睑与面部。甲减患者常常有浮肿，这是由于体内黏液性物质代谢障碍，堆积在皮下组织的缘故。这种浮肿的特点多是全身性浮肿，用手指按压不出现凹陷。

2. 特发性水肿

特发性水肿的特点主要是水肿的产生时间与患者体位有着密切的关系。患者长时间站立使得水肿出现或加重，平卧位休息后水肿又逐渐减轻至消失。特发性水肿常发生在早晨，颜面及手部比较明显，下午以下肢和足部显著。此外，患者早晚体重变化较大，就寝前体重比起床时可平均增加1kg或更多。特发性水肿虽然病程长，但大部分是可以自愈的。

四、临床治疗

（一）辨病治疗

1. 甲状腺激素治疗

（1）左甲状腺素钠　此制剂在外周组织脱碘，产生足量的 T_3 满足生理需要，现已成为治疗甲减的首选药物。而且左甲状腺素钠的半衰期长达7天，吸收相对缓慢，不必分次服，即使漏服1天也无多大影响，可以于漏服的次日加服1天的剂量。可从小剂量开始服用，每日 25~50μg，以后每 1~2 周增加50μg，一般每日维持量为 100~150μg。伴心脏病尤其是发生过心肌梗死的患者，应从小剂量开始，每天 12.5~75μg。每隔 2~3 个月后，经过细致的临床和实验室评估后，增加 12.5μg。治疗目的是使血 T_3、T_4 水平恢复正常，原发性甲减患者血 TSH 水平恢复正常。

（2）甲状腺片　其所含甲状腺激素来源于动物甲状腺，与人的甲状腺比较，动物甲状腺中 T_3 所占比例较大。干甲状腺粉（片）中极大量的 T_3 导致吸收后短期内 T_3 超过生理所需剂量。

2. 对症治疗

（1）纠正缺氧及二氧化碳潴留　呼吸减慢，换气降低导致缺氧及二氧化碳潴留，应监测血气分析，必要时给氧。一旦发现有呼吸衰竭的征象，立即在气管内插管或将气管切开，使用人工呼吸机。

（2）抗休克　如有低血压及休克，需要使用抗休克药，必要时输血，但应注意甲状腺激素及升压药有协同作用，患者对升压药较敏感，肾上腺素药物能引起心律不齐，更应慎用。

（3）控制液体入量　甲状腺功能减退严重者，液体需要量较正常人少，如无发热，每天补液量 500~1000ml 即可。低血钠时限制水量，如血钠很低，可用少量高渗盐水。

（4）纠正低血糖　开始用 50% 葡萄糖注射液静脉推注，以后用葡萄糖注射液静脉滴注维持。

（5）防治感染　仔细寻找感染灶，可行血、尿常规和血、尿培养及胸片检查。部分患者对感染的反应差，体温不高，白细胞升高不明显，容易漏诊。

（二）辨证治疗

1. 辨证治疗

（1）肝郁乘脾证

治法：疏肝解郁、养血健脾。

方药：逍遥散。本方由柴胡 9g，当归 9g，芍药 9g，炙甘草 4.5g，白术 9g，茯苓 9g，生姜 1 块，薄荷少许组成。

加减：胸胁胀痛者加郁金 10g、合欢皮 10g；颈前肿大者加夏枯草 8g、陈皮 10g、牡蛎 10g。

（2）脾阳虚弱证

治法：补气益气、升阳举陷。

方药：补中益气汤。本方由黄芪 18g，橘皮 6g，升麻 6g，柴胡 6g，白术

9g，人参 8g，甘草 10g，当归 3g 组成。

加减：心血不足者加远志 8g、熟地黄 6g、茯神 6g、龙眼肉 8g。

（3）肾阳虚衰证

治法：温补肾阳、化气行水。

方药：金匮肾气丸。本方由干地黄 24g，山药 12g，山茱萸 12g，茯苓 9g，牡丹皮 9g，泽泻 9g，桂枝 3g，附子 3g 组成。

加减：神倦乏力重者加生黄芪 8g；形寒肢冷者加淫羊藿 6g；湿阻气滞者加木香 6g、厚朴 6g。

（4）水湿壅盛证

治法：温阳健脾、行气利水。

方药：实脾饮。本方由白术 6g，厚朴 6g，附子 6g，木瓜 6g，木香 6g，草果仁 6g，茯苓 6g，干姜 6g，炙甘草 3g，生姜 5 片，大枣 1 枚组成。

加减：头昏头沉者加半夏 6g、天麻 6g；胸闷气短者加瓜蒌 8g、枳壳 6g；浮肿甚者加薏苡仁 5g、丝瓜络 6g。

（5）湿瘀互结证

治法：泻下逐水、疏风发表。

方药：疏凿饮子。本方由槟榔 9g，大腹皮 12g，茯苓皮 15g，椒目 6g，赤小豆 15g，秦艽 9g，羌活 9g，泽泻 12g，商陆 6g，木通 6g 组成。

加减：头晕头痛者加川芎 8g、葛根 8g；肢体酸胀疼痛者加木瓜 6g、薏苡仁 6g。

（6）气血亏虚证

治法：益气补血。

方药：八珍汤。本方由人参 9g，白术 9g，茯苓 9g，川芎 9g，白芍 9g，当归 9g，熟地黄 9g，炙甘草 5g，生姜 3 片，大枣 5 枚组成。

加减：心慌气短者加远志 8g、酸枣仁 8g；腹胀、纳少者加枳壳 6g、木香 6g。

2. 外治疗法

（1）针刺疗法

①肾阳虚衰取穴：气海、命门、肾俞、关元、太溪、三阴交。

②脾肾阳虚及阴阳两虚取穴：气海、肾俞、关元、太溪、脾俞、阴陵泉、三阴交、足三里。

③心肾阳虚取穴：气海、肾俞、关元、太溪、脾俞、三阴交、足三里、心俞、内关。

针法操作：均采用补法，留针 20 分钟，14 次为 1 个疗程。

（2）艾灸疗法

①可在辨证取穴的基础上，在针刺的同时加用艾条温灸，或取背腹部穴位施以隔附子饼灸，灸 5~10 壮。14 次为 1 个疗程。

②灸肾俞、脾俞、命门、足三里以扶正培元、温经散寒、疏通经络、调和气血。每周 3 次，每次 3 穴，每穴 3~5 壮，4 个月为 1 个疗程。也可加用附子、补骨脂、肉桂、仙茅等温肾壮阳中药研末铺在穴位上施灸，或用附片、干姜等量研末铺在穴位上施灸。

（3）穴位敷贴

取穴与针刺疗法相同。选用温补脾肾，中药研末备用，如生附子、肉桂、生鹿角屑、雄黄、益智仁、白术、党参、川芎、当归、蛇床子、细辛、延胡索、甘遂、川椒、胡椒、干姜等药物均可选用。用时可取适量药粉用生姜汁或白醋调成膏状，再在4×4cm的胶布中心位置放置药膏适量，固定于所选穴位上。每日或隔日1次，如觉局部皮肤灼热，可揭去膏药，一般每次可贴4~12小时。亦可用上述诸药仿古人黑膏药治法熬成膏药敷贴穴位。

（4）耳针疗法

耳针疗法取穴取交感、神门、内分泌、肾上腺、皮质醇下、肾，均取双侧。以上穴位可以分为两组，交替使用，留针30分钟，每隔10分钟运针1次。

（5）砭石疗法

①砭石温法：先将砭石块放在50~70℃的水中浸泡1分钟，擦干后置于患者的背俞穴部位，令患者安静仰卧30分钟。每日1次，10次为1个疗程。

②砭毯温法：将砭毯先置于电热毯上加热至砭毯有温热感（约39℃），患者仰卧于砭毯上30分钟，每日1次，10次为1个疗程。

③砭石运水法：将大砭石2块置于45℃温水加热10分钟，取出温砭置于双下肢内侧30分钟。每日1次，7~10天为1个疗程。

3.成药应用

（1）济生肾气丸　温肾化气，利水消肿，适用于肾阳虚见浮肿者。药物成分为熟地黄、山药、酒山茱萸、茯苓、泽泻等5味。口服，每次1丸，每日2次。

（2）金匮肾气丸　功温补肾阳，化气行水，适用于肾阴阳两虚者。药物成分为干地黄、山药、山茱萸、茯苓、牡丹皮、泽泻、桂枝、附子等8味。每次1丸，每日2次。

（3）补中益气丸　补中益气，升阳举陷，适用于脾虚为主，或伴有中气下陷者。药物成分为黄芪、橘皮、升麻、柴胡、白术、人参、甘草、当归等8味。每次1丸，每日2次。

（4）金水宝胶囊　补益肺肾、秘精益气，用于肺肾两虚或肾阴阳两虚者。药物成分为发酵虫草菌粉Cs-4。每次3粒，每日3次。

五、预后转归

甲减患病的高危人群包括：有自身免疫病者，如1型糖尿病；有恶性贫血者；一级亲属有自身免疫甲状腺病者；有颈部及甲状腺的放射史包括甲亢的放射性碘治疗及头颈部恶性肿瘤的外放射治疗者；既往有甲状腺手术或功能异常史者；甲状腺检查异常者；患有精神性疾病者；服用胺碘酮或锂制剂者。虽然成人甲减指南推荐在妊娠和计划妊娠的女性中针对甲减患病的高危人群进行病例筛查，但是没有对妊娠女性和拟妊娠女性的高危人群进行界定。妊娠女性中需要筛查甲状腺疾病的高危人群与普通人群不同，包括有甲亢、甲减、产后甲状腺炎或甲状腺手术史者；

有甲状腺疾病家族史者；患有甲状腺肿者；已知甲状腺自身抗体阳性者；提示存在甲状腺低功能或高功能症状或体征（包括贫血、高胆固醇和低钠血症）者；患有 1 型糖尿病或其他自身免疫性疾病者；不孕者；具有头颈部放射史者；具有早产史者；BMI ≥ 40kg/m² 者；年龄大于 30 岁者；曾用胺碘酮、锂制剂治疗者；6 周内碘造影剂暴露者。通常符合以上表现的患者预后较差。

六、预防调护

（一）预防

1. 定期筛查

建议对不孕症和排卵功能异常者以及有甲状腺疾病家族史或个人史的人群定期筛查，对 1 型糖尿病或自身免疫功能紊乱的女性，更需筛查，以便发现甲减患者。对于 TSH 轻度升高的有心血管疾病的老年人，TSH ≤ 10.0mU/L 的患者，TPO-A 阴性的患者，应密切随访，一般不需药物替代治疗。

2. 病因预防

及时治疗容易引起甲减的甲状腺疾病，防止手术治疗甲状腺疾病或放射性 ¹³¹I 治疗甲亢引起的甲减。

3. 防止恶化

（1）甲减患者平时可以适当进食海鱼、海虾等食物。另外，甲状腺功能低下的典型症状为大便干燥，患者应该常常进食一些容易消化的食物，多吃蔬菜、水果。

（2）甲减患者由于代谢降低，会出现怕冷、疲乏无力、皮肤干燥等一系列的症状，因此在日常生活中，要注意保暖。户外活动时，如果气温较低，活动时间不宜太长。由于皮肤干燥，洗浴时可选用中性的香皂或者沐浴露，洗浴后可在四肢及躯干涂抹一些润肤霜，这样不仅可保持皮肤润滑，还可预防皮肤瘙痒等症状的出现。

（二）调护

1. 饮食护理

（1）低盐　甲减患者常会出现黏液性水肿，主要表现为手足肿胀、身体发胖，如果食用过咸的食物则会引起水钠潴留，加重水肿，对病情的恢复不利。

（2）低脂　甲减患者可能伴有高脂血症，这一情况在原发性的甲减中较为常见，所以甲减患者应限制脂肪及胆固醇的摄入。避免由于摄入过多的脂肪而造成病情的加重。

（3）营养丰富　患者应进食高蛋白、容易消化的食物，如蛋类、肉类、乳类、杏果、椰果、干梅等，保证机体的代谢所需。甲减患者应多食用新鲜蔬菜、水果，养成每天大便的习惯。对顽固性便秘的患者可给予缓泻剂，如果导片、番泻叶等。必要时给予开塞露或行生理盐水低压灌肠以通便。

2. 运动护理

由于甲减患者的机体代谢能力下降，身体产生热量的水平也有所下降，患者的免疫力和抵抗力较差，所以甲减患者应做适当的锻炼，注意防寒保暖。

3.皮肤护理

每天用温水给患者擦洗1次，并涂润滑剂，防止皮肤干裂及感染。对黏液性水肿昏迷的患者应做到"勤翻身、勤整理、勤按摩、勤擦洗"，以有效防止压疮的发生。

4.心理护理

因甲减患者表情淡漠，性情孤僻，精神抑郁，应对患者加强心理护理，主动与其谈心，以解除患者的顾虑，增加他们战胜疾病的信心。

主要参考文献

［1］赖倚文，高天舒，李明哲. 中药对L-T$_4$治疗甲状腺功能减退症增效作用的 Meta 分析［J］. 世界中西医结合杂志，2015，10（10）：1340-1342.

［2］张美珍，逄冰，倪青. 温阳健脾利水方治疗甲状腺功能减退症［J］. 中医杂志，2018，59（21）：1880-1882.

［3］靳永辉，张丽莉，王俊鹤. 西药联合温肾扶脾方治疗原发性甲状腺功能减退65例临床观察［J］. 中国民族民间医药，2021，30（10）：105-108.

［4］张美珍，倪青. 甲状腺功能减退症中医药治疗进展［J］. 北京中医药，2018，37（9）：851-854.

第十二章　垂体瘤相关性肥胖

垂体瘤是一组从垂体前叶和后叶及颅咽管上皮残余细胞发生的肿瘤。在颅内肿瘤中，垂体瘤的发病率仅次于胶质瘤和脑膜瘤。按内分泌功能分类，分为分泌性垂体瘤和非分泌性垂体瘤。分泌性垂体瘤又可分为催乳素瘤、生长激素瘤、促肾上腺皮质激素瘤、促甲状腺激素瘤、促性腺激素瘤。其中与肥胖相关的有生长激素瘤及促肾上腺皮质激素瘤。

中医学虽无垂体瘤病名记载，但根据其临床表现归属于"痿证""虚劳""阳痿""闭经""乳泣"等疾病范畴。

一、病因病机

（一）西医学认识

垂体瘤的病因及发病机制尚未完全阐明，现有两种学说，即垂体细胞自身缺陷学说和下丘脑调控失常学说。两种学说代表了垂体瘤的发展可分为两个阶段：起始阶段和促进阶段。在起始阶段，垂体细胞自身缺陷是起病的主要原因，在促进阶段，下丘脑调控失常等因素则发挥主要作用。即某一垂体细胞发生突变，导致癌基因激活和（或）抑癌基因失活，然后在内外因素的促进下单克隆的突变细胞不断增殖，逐渐发展为垂体瘤。

1. 垂体瘤细胞自身内在缺陷

运用现代分子生物学技术已探明大多数垂体瘤是单克隆源性的，源于某一单个突变细胞的无限制增殖。发生变异的原因为癌基因激活和（或）抑癌基因失活。

2. 下丘脑调节功能紊乱

垂体瘤患者垂体仍保持脉冲式阵发性的分泌方式，但分泌的次数、维持的时间、升高的幅度等均明显增加，并且失去了对刺激及抑制试验的正常反应。垂体瘤通过胰岛素样生长因子（IGF-1）发生病理变化。IGF-1有促进DNA、RNA及蛋白质合成的作用，IGF-1分泌过多时可促进软组织、脏器、骨骼过度生长。垂体瘤还可使机体葡萄糖耐量降低，脂肪分解代谢增强，并影响下丘脑的分泌功能。故垂体功能异常，可以导致脂类代谢紊乱，从而形成肥胖。

（二）中医学认识

中医古籍对于垂体瘤虽无明确记载，但如下疾病论述中均涉及垂体瘤的症状表现，《难经·五十五难》："故积者，五脏所生……积者，阴气也，其始发有常处，其痛不离其部，上下有所始终，左右有所穷处。"《诸病源候论·癥病诸候》："癥瘕者，皆由寒温不调，饮食不化……其病不动者，直名为癥。"脑为髓海，清气上扬而浊气下降，若正气虚则清气不得上升，浊气不得降，阴浊积于脑。本病的病因为痰浊化毒凝结，影响人体的功能和水谷精微的代谢，导致饮食习惯和水谷腐熟运化的改变。痰毒凝集，潴留于体内，则形成肥胖表现。垂体瘤的发生与"痰"有关，这种"痰"也可能由脾虚产生，留驻在体内其他脏腑或外出于体表。痰之为害，影响脏腑的气机升降和气血运行，导致气血凝滞，出现肥胖。

二、临床诊断

（一）辨病诊断

1.诊断要点

（1）直接导致肥胖的垂体瘤 ①生长激素细胞腺瘤：垂体中分泌生长激素的细胞大约占正常腺垂体细胞总数的50%，它们位于腺垂体的侧翼上。生长激素受下丘脑产生的生长激素释放激素作用而释放，被生长抑素所抑制。生长激素的过度分泌，绝大多数是由于垂体生长激素腺瘤所致，极少数是由于过度分泌的异位生长激素释放激素引起的生长激素细胞增生所致。生长激素过度分泌的临床表现取决于患者的年龄。②促肾上腺皮质激素细胞腺瘤：促肾上腺皮质激素细胞腺瘤多发生于儿童和青少年，主要表现为皮质醇增多症。垂体腺瘤引起的皮质醇增多症又称库欣病，占皮质醇增多症的75%~80%，垂体微腺瘤的发病率在成人皮质醇增多症患者

中，女性明显多于男性。临床表现为身体向心性肥胖，满月脸，水牛背，腹部、大腿部皮肤有紫纹，毳毛增多等，重者闭经，性欲减退，全身乏力，甚至卧床不起。有的患者合并高血压、糖尿病等。

（2）视力、视野障碍 早期垂体瘤常无视力、视野障碍。如肿瘤长大，向上伸展，压迫视交叉，则出现视野缺损，外上象限首先受影响，红视野最先表现出来。随着病变增大，压迫较重，则白视野也受影响，渐渐缺损可扩大至双颞侧偏盲。如果未及时治疗，视野缺损可再扩大，并且视力也有所减退，以致全盲。因为垂体瘤多为良性，初期病变可持续相当长时间，待病情严重时，视力、视野障碍可突然加剧，如果肿瘤偏于一侧，可致单眼偏盲或失明。

（3）头痛 约2/3的早期垂体瘤患者有头痛症状，疼痛主要位于眼眶后、前额和双颞部，多有程度轻、持续性隐痛或间歇性发作的特点。多见于肿瘤直接刺激或鞍内压升高，引起垂体硬膜囊及鞍膈受压。患者以头晕头痛为主诉就诊，做颅骨影像学检查，偶然发现蝶鞍扩大，常见为垂体无功能腺瘤。

2.相关检查

由于多数垂体瘤具有分泌激素的功能，在临床表现不明显、影像学检查不能提示有肿瘤时，垂体瘤激素可能已经发生改变。一些垂体瘤病例单纯靠内分泌检查即可确诊。MRI是诊断垂体瘤最重要的检查。MRI检查可以清楚地显示

肿瘤的大小、形态、位置和与周围结构的关系。但还有部分肿瘤的信号与周围正常垂体组织近似，难以区分，还需要结合临床表现和内分泌检查进行诊断。

（二）辨证诊断

1. 痰湿内阻证

临床证候：头痛昏蒙，恶心，呕吐痰涎，或伴有喉中痰鸣，肢端肥大，面容改变，身重倦怠，纳呆食少，体重增加，形体肥胖。舌淡胖，苔腻，脉滑。

辨证要点：肢端肥大，面容改变，头痛昏蒙，身重倦怠，形体肥胖。舌淡胖，苔腻，脉滑。

2. 气血亏虚证

临床证候：月经失调，性功能改变，毛发不华，少气懒言，乏力自汗，溢乳，头痛，头晕，神疲乏力，失眠多梦，心悸自汗。舌淡，苔白，脉细。

辨证要点：月经失调，性功能改变，溢乳，神疲乏力。舌淡，苔白，脉细。

3. 火炽毒盛证

临床证候：头痛头胀，如锥如刺，烦躁易怒，形体较胖，呕吐频作，或呈喷射状，面红耳赤，口苦尿黄，大便干结。舌红，苔黄或白而干，脉弦数。

辨证要点：头痛头胀，如锥如刺，烦躁易怒，面红耳赤。脉弦数。

4. 肝肾阴虚证

临床证候：头晕目眩，耳鸣耳聋，腰膝酸软，五心烦热，耳鸣目眩，心悸不安，潮热盗汗，口苦咽干。舌红，苔少，脉细数或虚细。

辨证要点：头晕目眩，潮热盗汗。脉细数或虚细。

5. 脾肾阳虚证

临床证候：头晕，头胀，健忘，耳鸣，五更泄泻，完谷不化，脘腹胀满，腰膝酸软，夜尿频繁，短气自汗，或有盗汗，面色不华，形寒肢冷，面浮肢肿。舌胖，苔淡白，脉沉。

辨证要点：五更泄泻，短气自汗，或有盗汗，面色不华。舌胖，苔淡白，脉沉。

三、临床治疗

（一）辨病治疗

1. 放射治疗

由于垂体瘤属于腺瘤，腺瘤本身对放射治疗的敏感性较差。经放射治疗后，70%~80%的患者出现垂体功能下降，这大大降低了患者的生活质量。所以放射治疗只适用于手术残余、对药物不敏感、有共患疾病不能耐受手术或药物治疗的患者。

2. 药物治疗

对于垂体催乳素（PRL）分泌型肿瘤，90%以上的患者（无论是微腺瘤还是大腺瘤）都可以用多巴胺激动剂（短效制剂如溴隐亭，长效制剂如卡麦角林）控制催乳素水平，使肿瘤的体积缩小。只有对该类药物过敏或不耐受、肿瘤压迫导致急性症状者，才选择手术治疗。在服用溴隐亭治疗期间，应该逐渐增加溴隐亭剂量，直到血清 PRL 水平降至正常以后，方可停止增加剂量，但需维持治疗。

对于生长激素（GH）分泌型垂体瘤，近 20 年的研究进展是生长抑素类似物可用于临床治疗。生长抑素类似物长效制剂如长效奥曲肽、醋酸兰瑞肽等用于临床，使患者的治疗依从性大为提高。术前应用该类药物可以迅速降低患者血清的 GH 水平，为手术彻底切除肿瘤创造良好的术前条件。

3. 手术治疗

目前对垂体瘤的治疗还是以手术为主，辅以药物治疗和放射治疗。垂体瘤的位置在鞍区，周围有视神经、颈内动脉、下丘脑等重要神经结构，所以手术还是有一定风险的。目前手术方法有经蝶窦垂体瘤切除术、开颅手术和头部伽玛刀。瘤体直径大于 3cm，与视神经粘连或瘤体使视力受损的患者可考虑手术治疗。手术必须达到视神经充分减压，术后再行头部伽玛刀治疗。但是术后仍旧有可能复发，因此需要定期复查。

（二）辨证治疗

1. 辨证论治

（1）痰湿内阻证

治法：化痰利湿。

方药：导痰汤。本方由半夏 12g、天南星 3g、橘红 3g、枳实 3g、茯苓 3g、生姜 3 片组成。

加减：舌底脉络增粗，舌质有瘀斑者加赤芍 10g、川芎 5g；口苦干渴，有热象者加黄芩 10g、焦山栀 5g；头痛明显者加全蝎 3g。

（2）气血亏虚证

治法：益气养血。

方药：八珍汤或归脾汤。八珍汤由当归 15g、川芎 15g、熟地黄 15g、白芍 15g、人参 15g、茯苓 15、白术 15g、炙甘草 15g 组成；归脾汤由白术 18g、茯苓 18g、黄芪 18g、龙眼肉 18g、酸枣仁（炒）18g、人参 9g、木香 9g、炙甘草 6g、当归 3g、远志（蜜炙）3g 组成。

加减：血虚为主，眩晕、心悸明显者可增加熟地黄、白芍剂量；气虚为主，气短乏力明显者可增加人参、白术剂量；兼见不寐者可增加酸枣仁剂量，酌加五味子。

（3）火炽毒盛证

治法：泻火解毒、清肝散结。

方药：龙胆泻肝汤。本方由龙胆草（酒炒）6g、栀子（酒炒）9g、黄芩（炒）9g、木通 6g、泽泻 12g、车前子 9g、柴胡 6g、甘草 6g、当归（酒洗）3g、生地黄（酒炒）9g 组成。

加减：呕吐甚者加旋覆花 5g、代赭石 15g、姜竹茹 6g、姜黄连 3g、石决明 15g。

（4）肝肾阴虚证

治法：滋补肝肾、祛风通窍。

方药：杞菊地黄丸或左归丸。杞菊地黄丸由枸杞子 9g、菊花 9g、熟地黄 24g、山茱萸 12g、牡丹皮 9g、山药

12g、茯苓 9g、泽泻 9g 组成；左归丸由熟地黄 24g、山药（炒）12g、枸杞子 12g、山茱萸 12g、川牛膝 9g、菟丝子（制）12g、鹿角胶 12g、龟甲胶 12g 组成。

加减：头痛甚者加全蝎 3g、莪术 5g；大便干结者加生大黄 5g。

（5）脾肾阳虚证

治法：温补脾肾。

方药：真武汤或右归丸。真武汤由茯苓 9g、芍药 9g、生姜 9g、附子 9g、白术 6g 组成；右归丸由熟地黄 24g、附子 6g、肉桂 6g、山药 12g、山茱萸 9g、菟丝子 12g、鹿角胶 12g、枸杞子 12g、当归 9g、杜仲 12g 组成。

加减：水寒射肺而咳者加干姜 10g、细辛 3g 以温肺化饮，五味子 3g 以敛肺止咳；阴盛阳衰而下利甚者去芍药之阴柔，加干姜以助温里散寒；水寒犯胃而呕者加大生姜用量以和胃降逆，也可加吴茱萸、半夏以温胃止呕。

四、预后转归

垂体瘤多以手术治疗为主，易对垂体后叶造成影响，引起手术后垂体后叶素分泌不足，导致尿量增多乃至尿崩。此症状可以通过静脉滴注垂体后叶素等药物改善。垂体瘤是良性肿瘤，但有 10% 左右的复发率，主要和肿瘤本身特性有关。一些侵袭性垂体瘤非常容易复发。

五、预防调护

（1）加强体育锻炼　增强体质，多在阳光下运动。

（2）戒烟限酒。

（3）注意饮食　不吃过热、过冷、过咸、过辣的食物。年老体弱或有某种疾病遗传基因者预防垂体瘤可适当吃一些防癌食品和碱性食品，保持良好的饮食习惯。

（4）放松心情　劳逸结合，不要过度劳累。中医认为压力过大导致免疫功能下降，内分泌失调，代谢紊乱。

主要参考文献

[1] 杨玲玲，倪诚. 王琦治疗肥胖经验 [J]. 中医杂志，2013，54（21）：1811–1812.

[2] 杨建宇. 国家级名老中医肿瘤病验案良方 [M]. 郑州：中原农民出版社，2010.

[3] 张珩，张秋娟，张红智，等. 中医药治疗 62 例泌乳素型脑垂体腺瘤的临床研究 [J]. 现代中西医结合杂志，2013，22（6）：625–626.

[4] 廖二元，莫朝晖. 内分泌学 [M]. 北京：人民卫生出版社. 2007.

[5] 徐川，张秋娟. 中医药治疗垂体瘤的思路与方法 [J]. 上海中医药大学学报，2014，4（32）：106–110.

第十三章　垂体前叶功能减退症相关性肥胖

垂体前叶功能减退症是由不同病因所致的腺垂体全部或部分受损，导致一种或多种垂体激素分泌减少的一种疾病。垂体和脂代谢以及能量代谢密切相关，所以垂体疾病导致肥胖者多见，其中最常见的是垂体前叶功能减退症，因此本章节对此进行论述。

垂体前叶功能减退症临床上以肥胖、乏力、恶心、厌食、毛发脱落、衰弱、虚脱、休克等为主要症状。中医学虽然没有与之对应的病名，但按其各病程阶段的临床表现，可归入"虚劳""产后血晕"等范畴。

一、病因病机

（一）西医学认识

1. 病因

垂体是人体最重要的内分泌腺，分前叶和后叶两部分。垂体前叶分泌促甲状腺激素、促性腺激素、促肾上腺激素、生长激素、催乳素、垂体后叶素、抗利尿激素。垂体前叶功能紊乱可影响某一种前叶细胞（单激素性），或同时影响数种前叶细胞（多激素性）。垂体功能紊乱的病因位于垂体者称为原发性垂体功能紊乱，位于下丘脑者称为继发性垂体功能紊乱。临床上原发性和继发性垂体功能紊乱可同时存在，如原发性

垂体疾病阻断或影响垂体门脉血运，致下丘脑分泌兴奋或抑制垂体的激素不能到达垂体前叶细胞而引起继发性垂体功能紊乱，其中最常见的疾病是垂体前叶功能减退症。

（1）产后腺垂体坏死及萎缩　分娩时由于某些并发症而出现大量出血、休克所致，这种病因导致的腺垂体功能减退症又称为席汉综合征。这主要由于大出血可引起血管反射性痉挛，加之血压降低，使垂体前叶动脉供血受限。而妊娠期间，由于代谢增加，垂体代偿性增生性肥大，对缺氧更加敏感。另外，产后大出血时常伴有凝血机制异常，发生弥散性血管内凝血（DIC），这也与垂体的缺血坏死有一定关系。

（2）肿瘤　常见的有垂体瘤、鞍区肿瘤（脑膜瘤、生殖细胞瘤、室管膜瘤、胶质瘤）、拉克氏囊肿、颅咽管瘤、下丘脑神经节细胞瘤、垂体转移性肿瘤（乳房、肺、结肠癌）、淋巴瘤、白血病等。

（3）免疫异常　见于淋巴细胞性垂体炎，属自身免疫性疾病，可引起垂体前叶广泛的淋巴细胞及浆细胞浸润而导致垂体细胞破坏。

（4）各种颅内感染或炎症引起垂体破坏　各种感染可通过不同方式使垂体前叶受损，引起垂体前叶功能减退症。

国内有报道，肾综合征出血热能引起垂体前叶功能减退症，肾综合征出血热病毒具有泛嗜性，可累及全身各器官、系统，出血多见于皮肤黏膜、消化道和肾脏，垂体亦常常受累，出现出血、坏死等病理变化，从而导致垂体前叶功能减退。

（5）外源性损伤　如头部外伤、颅脑外科手术、放射性治疗等，均可引起垂体前叶功能减退。

2. 病机

其发病机制主要是各种原因导致垂体或周边相关组织和器官缺血或坏死，从而使垂体前叶激素分泌减少。

垂体前叶功能减退，分泌促甲状腺激素、促性腺激素、促肾上腺激素、生长激素等激素减少，引起性腺、甲状腺功能低下，可发生特殊类型的肥胖病，可能与脂肪动员减少，合成相对增多有关。当性腺功能低下时，不论是女性绝经期后，只是男性类无睾或无睾症患者，均有肥胖表现，可能与脂肪代谢紊乱有关。总之，垂体前叶分泌的激素是调节脂肪代谢的重要因素。

（二）中医学认识

1. 病因

（1）禀赋不足　本病可禀受于父母，如父母体虚（或者年老体衰，或者乘老入房，或者病后入房，或者妊娠失调，导致精血不旺），胎气不足，或胎中失养，临产受损，造成脏腑不健，气血不足，生机不旺。

（2）产后出血　本病的发生可有多种病因，但以产后大出血居多，造成产后血虚之候，甚至部分患者出现虚脱、休克之证，此乃血虚脉空，气随血脱之故。

（3）饮食劳伤　人的生长发育、生命的维系，赖以饮食之营养，饮食失节也可以引起疾病。《素问·痹论篇》云："饮食自倍，肠胃乃伤。"宋代严用和《济生方·宿食门》曰："善摄生者，谨于和调，一饮一食，使入胃中，随消随化，则无滞留之患；若禀受怯弱，饥饱失时，或过餐五味，鱼腥乳酪，强食生冷瓜果菜，停蓄胃脘，遂成宿滞，轻则吞酸呕恶，胸满噎噫，或泻或痢；久则积聚，结为癥瘕，面黄羸瘦，此皆宿食不消而主病焉。"这说明了饮食不节而致病。虚劳因饮食而发病者，多是过食辛辣、肥甘厚味，使体内生热、生湿、生痰，热毒内盛或痰湿阻滞气血，使体内气血不畅，闭阻而成病；或因过食生冷，损伤脾胃，脾胃乃后天之本、气血生化之源，气血生化不足，五脏亏虚，三焦阻滞而成本病。《脾胃论》曰："脾胃有伤，则中气不足，中气不足，则六腑阳气皆绝于外，故经言五脏之气已绝于外者，是六腑元气病也。气病脏乃病，脏病则形乃应，是五脏六腑皆不足。"本病多发于女性，在女子月经来潮、胎孕、产育和哺乳中，均以血为用，故有"女子以血为本"之说，对本病的病因有一定的诠释。

（4）七情所伤　人生活在社会中，

各种社会影响均可引起人们情志上的变化。喜、怒、忧、思、悲、恐、惊七种情志活动，叫作"七情"，《灵枢·寿夭刚柔》云："忧、恐、愤怒伤气，气伤脏，乃病脏。"《理虚元鉴》指出："劳神伤心，而心神耗惫，或郁怒伤肝，而肝弱不复调和，或忧愁伤肺，而肺弱不复肃清，或思虑伤脾，而脾弱不复健运。"在正常情况下，七情是人体精神活动的外在表现，如果外界社会的各种刺激程度过重或持续时间过长，造成情志过度兴奋和抑制时，就会导致人体阴阳失调，气血不和，经脉阻塞，脏腑功能紊乱而发生疾病。

（5）六淫侵袭 六淫作为致病因素，概称为外邪。由于六淫与气象、时令直接关联，所以常见的六淫引起的疾病往往有明显的季节性和区域性。如春季的疾病多与风有关，夏季的疾病多与暑有关，秋季的疾病多与燥有关，冬季的疾病多与寒有关，三伏天为长夏季节，其病多与湿有关。六淫可以单独为病，也可以数种邪气兼而致病。患者产后及其他情况感受六淫，可以导致本病。

2.病机

在中医的临床诊断中，现代中医往往将垂体后叶功能减退症称为虚劳，为虚损性疾病。脑髓空虚导致某一脏气、血、阴、阳亏损（由肾虚导致脑髓失养），而由于五脏相关，气血同源，阴阳互根，所以在虚劳的病变过程中常互相影响，脏器受病，累及他脏，气虚不能生血，血虚无以生气。气虚者，日久

阳也渐衰；血虚者，日久阴也不足；阳损日久，累及于阴；阴虚日久，累及于阳。

肾为先天之本，如产后失血，气随血脱，形成气血两虚之证，继而损及肾阴肾阳，则可导致本病，且现代许多临床及实验研究业已证明肾阴肾阳与下丘脑、垂体、垂体前叶有非常密切的关系。脾为气血生化之源、后天之本，产后血崩，气血两虚，损及脾土，致脾失健运，且肾阳不足，脾失温煦，脾阳亦衰，故肾阳虚与脾阳虚两者常可互见，而成脾肾阳虚之证。肝主藏血，且又"女子以肝为先天"，大量失血可导致肾之阴血不足，肾阴亏乏导致肝血不足，以致肝肾阴虚，而见经少、闭经之症。长期情志不遂，日久损及肝气，久而气机上逆，损其脏器而发病。

总之，本病虽始于失血，但病已由血及气，既病之后以气虚为主，兼有气血双亏之象，阳虚则表现为脾肾阳虚，阴虚则表现为肝肾阴虚。然而，对于本病失治，或久治不愈，迁延日久，则又可出现气滞血瘀之证。

二、临床诊断

（一）辨病诊断

1.诊断要点

（1）确诊的主要依据 垂体前叶细胞分泌功能主要依据以下表现及相关检查来判断。①垂体激素分泌过少的临床表现及其引起的水、盐及物质代谢紊

乱。②垂体靶腺（甲状腺、肾上腺皮质、性腺）激素水平的测定及动态功能试验。③垂体前叶激素水平的测定及动态功能试验。④影像学定位检查（X线、CT、MRI）。⑤静脉导管取血检测激素水平。如静脉导管插至下岩静脉取血测促肾上腺皮质激素（ACTH）水平，协助确定ACTH微腺瘤位于左侧或右侧。

（2）临床表现　据估计50%以上腺垂体组织破坏后才有症状。促性腺激素、生长激素（GH）和催乳素（PRL）缺乏最早表现，促甲状腺激素（TSH）缺乏次之，然后可伴有ACTH缺乏。席汉综合征患者往往因围生期大出血休克而有全垂体功能减退症，即所有垂体激素均缺乏；垂体及鞍旁肿瘤引起者则除有垂体功能减退外，还伴占位性病变的体征。GH缺乏在成人表现为胰岛素敏感和低血糖，而在儿童是否引起侏儒症取决于起病年龄、受影响激素的种类和受损程度、起病速度和原发疾病的性质。早期临床表现较少且轻，发展到一定程度出现相应症状。生长激素分泌减少时儿童表现为生长发育障碍、身材矮小，成人有蛋白质合成降低、肌肉萎缩、皮下脂肪丰富、空腹血糖偏低等。促性腺激素（Gn）分泌减少时儿童有性发育延迟或缺如，成年患者性腺萎缩，女性有月经稀少或闭经、性欲减退或消失，男性有第二性征消失、阳痿、精子生成减退而致不育。促甲状腺素分泌减少时有畏寒、淡漠、嗜睡、智力减

退、动作缓慢、毛发干燥脱落、面色苍白、少汗、黏液水肿、心动过缓、便秘等甲状腺功能衰减的表现。促肾上腺皮质激素分泌减少者有疲乏、无力、头昏、纳差、恶心、消瘦、肤色浅淡、血压偏低、位置性低血压、应激能力差等肾上腺皮质功能减退的表现。催乳素分泌减少者产后无乳汁分泌或分泌量减少。一般认为垂体前叶组织破坏60%以上才出现症状，75%以上症状较明显，95%以上症状严重。根据垂体受累程度可分为全垂体前叶功能低下和部分性垂体前叶功能低下（仅选择性地损伤1~2个垂体激素），一般GH及GnH常先受累，TSH及ACTH后受累。垂体功能减退时机体对外界变化的适应能力下降，偶有过劳、受寒、饥饿、吐泻、感染、手术或服用安眠药等应激情况。

2. 相关检查

（1）垂体分泌激素水平检测　包括GH、PRL、卵泡刺激素（FSH）、黄体生成素（LH）、TSH、ACTH等激素下降。

（2）靶腺激素水平检测　包括甲状腺激素、性激素及肾上腺皮质激素。

（3）下丘脑释放激素兴奋试验　用于判断病变是在下丘脑还是在垂体本身，如促性腺激素释放激素（GnRH）兴奋试验，促甲状腺激素释放激素（TRH）兴奋试验、促皮质素释放激素（CRH）兴奋试验。一般来说，下丘脑病变上述各试验可出现延迟反应（连续刺激3天后有反应），而垂体本身病变

始终不反应。

（4）胰岛素耐量（胰岛素低血糖兴奋）试验　了解 GH、PRL、ACTH 等垂体激素的储备功能，但此试验有一定的危险，已明确诊断者慎用。

（5）垂体激素兴奋试验　判断靶腺对垂体激素的反应能力，如 ACTH 兴奋试验，多表现为延迟反应。

（6）眼底镜检查　颅内高压者可出现视乳头水肿、肿瘤压迫视神经或视交叉者可出现视神经萎缩等。

（二）辨证诊断

1.脾肾阳虚证

临床证候：体胖虚浮，产后血崩，乳汁不泌，经闭不行，性欲减退，形寒怕冷，头晕目眩，面色㿠白，精神萎靡，神疲乏力，毛发脱落，食欲不振，腰膝酸软，肤干形瘦或面肢虚浮。舌淡苔薄，脉沉细弱。

辨证要点：体胖虚浮，产后血崩，经闭不行，性欲减退，腰膝酸软。脉沉细弱。

2.气血两虚证

临床证候：形体丰硕，产后血崩，头晕目眩，甚则昏厥，面色㿠白无华，形寒气短，动则自汗，心悸怔忡，纳谷量少，发黄稀疏，腋毛、阴毛脱落，皮肤干糙，经闭不行。舌质淡红，苔薄白，脉细缓。

辨证要点：形体丰硕，产后血崩，头晕目眩，心悸怔忡，发黄稀疏，腋毛、阴毛脱落，皮肤干糙，经闭不行。

3.肝肾阴虚证

临床证候：肥胖而皮肤干，头昏耳鸣，眩晕欲仆，肌肤干燥，乳房萎缩，毛发枯槁脱落，经闭不行，阴道干涩，烦躁少寐，精神郁闷。舌质红，苔薄少，脉细弦。

辨证要点：肥胖而皮肤干，头昏耳鸣，眩晕欲仆，经闭不行，精神郁闷。舌质红，脉细弦。

4.气滞血瘀证

临床证候：肥胖而皮肤花纹，经闭腹胀，小腹刺痛，胸胁胀痛，精神抑郁，烦躁易怒，头晕目花，肌肤甲错，扪之碍手，毛发枯槁脱落。舌质淡红，兼见瘀斑，脉弦细涩。

辨证要点：肥胖而皮肤花纹，经闭腹胀，小腹刺痛，肌肤甲错，扪之碍手。舌兼见瘀斑，脉弦细涩。

三、鉴别诊断

1.原发单个靶腺功能减退

出现单个靶器官功能减退的临床表现，实验室检查单个靶腺激素水平下降，相应垂体促激素水平升高，其他靶腺激素水平及促激素水平正常。

2.多发腺体衰竭综合征

临床上出现多个靶腺功能原发衰竭，常合并其他自身免疫疾病，如糖尿病、甲状旁腺功能减退等，主要的鉴别点为此综合征垂体促激素水平升高且无垂体占位病变的证据。

3.慢性消耗性疾病

如肿瘤、肝病、结核、严重营养不

良等，这些疾病可影响下丘脑释放激素的分泌，导致不同程度的内分泌功能减退，但一般较轻，阴毛、腋毛不脱落，且有各自原发病的表现，可根据相应病史、体征、实验室检查加以鉴别。

4. 神经性厌食

可出现一系列内分泌功能的紊乱，但该病多为青年女性，有不正确的进食观念和审美观念，多有精神诱因，体重明显降低，血浆皮质醇水平升高，鉴别并不困难。

四、临床治疗

（一）提高临床疗效的要素

（1）个体化治疗　提高中西医治疗的效果，要根据病情的特点，进行对症及辨证治疗，抓住疾病的主症及激素水平情况，对患者进行治疗。

（2）中医治疗　中医治疗应该抓住肝、脾、肾三脏特点和产后血虚等致病因素，在疾病的治疗中，根据患者疾病的主要特点进行论治，会取得良好的效果。

（3）精准化治疗　根据病机的邪正特点及发病情况，选择适当的时机精准治疗，会取得良好的治疗效果。

（二）辨病治疗

由垂体瘤引起的垂体功能减退症凡有视力减退及占位者应首先考虑手术。去除病因后，行靶腺激素的长期替代治疗。

1. 肾上腺皮质激素替代治疗

肾上腺皮质激素是治疗全垂体前叶功能减退症的首要措施，要先于甲状腺激素和性激素的替代。首选氢化可的松（皮质醇）或可的松（皮质素）或泼尼松（强的松），服用原则为最小有效替代剂量。严重感染、大手术等严重应激时，可予氢化可的松静脉滴注，避免发生危象。

2. 甲状腺激素替代治疗

小剂量开始，逐步加量至最小有效替代量。在补充肾上腺皮质激素 1~2 周后，可予以补充甲状腺素，或使用干甲状腺片，逐渐加至维持量。剂量较大时可分次服用，对冠心病、心肌缺血的患者或老年患者，更应注意从小剂量开始缓慢加量。

3. 性激素替代治疗

（1）生育期女性应建立人工周期，恢复第二性征和性功能，防止骨质疏松。

（2）男性使用雄激素替代治疗，以维持第二性征和性欲。

4. 手术治疗

对于垂体瘤等导致的本病，可以考虑手术治疗。目前有关垂体瘤手术入路的方法，主要归纳为两大类：经颅手术和经蝶窦手术。前者适用于较大垂体瘤向鞍上、鞍外生长，伴有视神经或其他神经组织受压症状者。手术目的是解除肿瘤对视神经交叉的压迫，以挽救患者的视力，以及解除对其他组织的压迫。后者为目前应用广泛的手术方法。目前，多数神经外科医生愿意选择经蝶窦手术切除垂体腺瘤，因为相对于经颅手术来说，经蝶窦手术更为安全、有效，更易于切除肿瘤及保留正常垂体。

（三）辨证治疗

1. 辨证论治

（1）脾肾阳虚证

治法：温补脾肾、益气养血。

方药：真武汤合防己黄芪汤加减。真武汤组成为茯苓9g、芍药9g、白术9g、生姜9g、制附子（去皮）9g；防己黄芪汤组成为防己12g、甘草6g、白术9g、黄芪15g。

加减：形寒怕冷者加附子、仙茅、淫羊藿；腰膝酸软及脱发者加黄精、生地黄、紫河车；闭经，性欲低下者加杜仲、桑寄生、续断；月经量减少者加丹参、桃仁、川芎。

（2）气血两虚证

治法：补益气血、温肾填精。

方药：归脾汤或当归补血汤加减。归脾汤由白术18g、茯神18g、龙眼肉18g、酸枣仁18g、人参9g、木香9g、炙甘草6g、当归3g、远志3g组成；当归补血汤由黄芪30g、当归6g组成。

加减：腰膝酸软、畏寒肢冷甚者加附子、巴戟天；腹胀、嗳气者加山药、黄芪；食欲不振者加扁豆、鸡内金；气短自汗者加胡桃肉、防风；面肢虚浮者加泽泻、薏苡仁。

（3）肝肾阴虚证

治法：滋养肝肾、养血调经。

方药：左归丸合补肝汤加减。左归丸由熟地黄24g、山药12g、枸杞子12g、山茱萸12g、川牛膝9g、菟丝子12g、鹿角胶12g、龟甲胶12g组成；补肝汤由当归、生地黄、芍药、川芎、酸枣仁、木瓜、甘草各10g组成。

加减：头晕目眩者加刺蒺藜、龙眼肉；心悸失眠者加酸枣仁、柏子仁、莲子肉；形寒神萎者加附子、肉桂、黄精；发枯失润者加何首乌、黑芝麻。

（4）气滞血瘀证

治法：疏肝理气、活血化瘀。

方药：少腹逐瘀汤加减。少腹逐瘀汤由小茴香1.5g、干姜3g、延胡索3g、没药6g、当归9g、川芎6g、肉桂3g、赤芍6g、蒲黄（包）9g、五灵脂6g组成。

加减：气滞腹胀者加柴胡、枳壳、郁金；经闭腹痛者加延胡索、川楝子、牛膝。

2. 外治疗法

体针

取穴：太冲、涌泉、神门、灵道、阴郄、通里、大陵、太溪。

操作：体针用透针法，太冲透涌泉，神门穴直刺得气后，退针至皮下，把针放平，针尖向上，透刺阴郄、通里、灵道。各穴均用平补平泻法，中等程度刺激，留针30分钟。1~2天治疗1次。

3. 成药应用

（1）金匮肾气丸　温补肾阳、行气化水。用于治疗垂体前叶功能减退且肾阳虚明显者，对于其引起的肥胖治疗有效。药物组成为肉桂、附子（制）、熟地黄、山茱萸（制）、牡丹皮、山药、茯苓、泽泻。口服，大蜜丸一次1丸，一日2次。

（2）右归丸 温补肾阳、填精止遗。用于治疗垂体前叶功能减退兼有心脾两虚者。药物组成为熟地黄、附子、肉桂、山药、山茱萸（酒炙）、菟丝子、鹿角胶、枸杞子、当归、杜仲（盐炒）。口服，大蜜丸一次1丸，一日1~2次。

（3）补中益气丸 补中益气、升阳举陷。用于治疗垂体前叶功能减退兼有气血两虚者。药物组成为炙黄芪、党参、炙甘草、白术（炒）、当归、升麻、柴胡、陈皮。口服，大蜜丸一次1丸，一日1~2次。

4. 单方验方

（1）集灵膏 具有润肺止咳、补脾益气、清热解毒之功效。治疗神疲无力，健忘，烦渴，遗精，阳痿，盗汗，五心烦热，须发早白，牙齿不固，未老先衰。熟地黄、生地黄、麦冬、枸杞子、牛膝、桂圆肉、黑枣肉、酸枣仁、制首乌、白蒺藜、天冬、人参、黄芪、白术、茯神、地骨皮、贝母末、陈皮分别放在两只锅内，加水适量浸泡透发，每煮沸30分钟，滤取煎液1次，如法共取煎液3次。合并所有煎液，再以文火煎熬浓缩，至较黏稠时，入蜂蜜500g，煎熬至滴液成珠为度。离火，冷却，装瓶备用。每日2次，每次2食匙，用沸水冲服或含服。[宋·骆龙吉.增

补内经拾遗方论.北京：学苑出版社，2011.]

（2）二仙汤 具有温肾阳、补肾精、泻肾火、调理冲任之功效。适用于阴阳俱虚于下，而又有虚火上炎的复杂证候。日服1剂，水煎取汁，分2次服。[谢幸，苟文丽.妇产科学.北京：人民卫生出版社，2013.]

（四）医家诊疗经验

1. 毕良妍教授

毕良妍教授认为席汉综合征见于分娩后大出血引起的血压下降、休克或昏厥。有效的血液循环不足引起垂体小动脉痉挛及梗死，导致垂体前叶缺血性坏死，使垂体前叶功能减退而形成本病。予八珍汤合右归饮加减治疗：附子、红参、黄芪、肉桂、白术、红参（包）、当归、枸杞子、菟丝子、续断、桑寄生、女贞子、砂仁，每日3次，口服。

2. 戴月亚教授

戴月亚教授认为女性席汉综合征患者临床表现差异大，病因多为分娩时难产、大出血致产后闭经、乳汁减少或无乳，但部分患者可仅有乏力、纳差、畏寒、食欲减退等非特异性症状。此类患者误诊时间长，部分患者发病后常年卧床，几乎丧失劳动能力，成为家庭的负担。个别患者症状不典型，因再次妊娠、分娩者，延误诊治，因此早期诊断非常必要。空泡蝶鞍是腺垂体功能减退较常见并发症，有部分空泡蝶鞍患者既往无颅内感染等病史，其临床表现差别

大。此患者大多存在一种至多种垂体及靶腺激素缺乏。在临床上，很多空泡蝶鞍患者并没有任何垂体前叶功能减退症表现，但是随病情进展可能出现激素缺乏。因此对于影像学发现空泡蝶鞍患者，应评价垂体及靶腺激素水平，如在正常范围，应每6~12个月复查1次，出现靶腺激素水平下降时，及时替代治疗，并嘱咐患者在出现乏力、怕冷、食欲下降等症状时，及时就诊，检测激素水平。

五、预后转归

垂体前叶功能减退症是中西医较难治愈的疾病，目前对该类疾病的诊断以内分泌激素的检查及垂体核磁共振显示垂体柄结构异常为依据，但由于垂体结构及功能的特殊性及垂体相关内分泌激素与生长发育的密切相关性，不同垂体激素的缺乏可能发生在患者生长发育的各个时期。对于儿童及青少年时期发病的患者来说，如何及时发现不同程度的垂体功能损伤，如何合理安排内分泌激素替代治疗的顺序，并结合患者年龄、疾病程度制定个体化治疗方案，保证正常生长及青春期发育，如何进行预测评估等问题仍有争议。由于患者起病状态复杂，难以发现，且部分患者需要终身药物替代治疗，导致该疾病难以完全治愈。本病的治疗关键点在于其并发症的诊断和治疗，患者的预后和转归取决于患者的治疗依从性和对疾病治疗的重视程度。

六、预防调护

（一）预防

（1）顺应人体生长 要顺应人体生长发育的各个阶段、各个时期，根据各阶段各时期的不同特点，采用一些平补平泻的预防方法，在这些方法的原则指导下，再选用不同的药物。

（2）顺应自然 要顺应大自然四季的变化，采用相应的预防原则。

①春季气候有生发、向上的特点。五行之中春主风，风又是百病之长，还有虚风、贼风之说，易多发流感、疫疠等，预防保健可以考虑疏肝理气，调节身体。

②夏季多潮湿，此时暑热重、湿气重，暑为阳邪，易伤津耗气，湿为阴邪，易伤脾胃。预防因潮湿引起的不良疾病的发生是关键。预防原则总的来说是要注意清热化湿解毒，防暑降温开胃，可用藿香正气散之类。

③秋季多燥烈，气候干燥，易伤津伤肺，常见津液亏损，口鼻干燥，津液不足。秋季要注意补水。

④冬季多寒冷，寒为阴邪，易伤阳气。

（二）调护

（1）心理护理 由于慢性病病程长，易使患者产生各种心理不适。护理人员应该以真诚的态度服务患者，激发患者的生活兴趣，增加患者对未来生活的信心。尽可能帮助患者与外界保持联系，引导患者树立积极的生活态度，努力适应病情带来的不适及变化。

（2）营养护理 改善患者的营养是慢性病护理的一个重要内容。应注意患者的饮食口味、习惯及牙齿状况，安排恰当的进食时间及环境，最好在患者心情平静时让患者自行进食。长期卧床的患者易产生骨质疏松，应在饮食中注意钙的补充。

（3）加强功能训练 对于过度肥胖的患者，根据患者的具体情况增加适当的运动量，以控制患者的体重。对生活自理有障碍的患者，应鼓励他们从最简单的日常生活做起，并着力于对患者进行功能训练，使患者恢复日常生活的信心及能力，尽可能地让患者保持自己的家庭、工作及社会角色，使患者感受到自己的能力、生活的意义及乐趣，改善患者的自理能力，并根据患者的生活具体情况帮助患者在一定的范围内谋生。

（4）健康教育 可指导患者及家属根据患者的病情及家庭居住现状，改变家庭的居住环境，如卧室、卫生间、厨房等以符合患者的需要。根据患者的病情及家庭经济能力，向患者介绍急需的居家医疗护理器械。同时向患者及家属介绍居家护理的局限性，使患者及家属了解当患者的病情突然发生变化时，应与谁联系，如何联系等。对有残疾的患者，护士要协助患者及家属保障好患者居家的环境安全，使患者能在相对安全的环境中达到最大限度的生活自理。

七、专方选要

1. 麒麟桂红饮

血竭（又名麒麟竭）2g，肉桂 9g，红花 9g，益母草 60g，人参 30g。每日 1 剂，水煎 2 次，共取汁 300ml，分 2 次服。若患者不省人事，可鼻饲给药。

2. 参芪龙枣汤

人参（先煎）20g，黄芪 30g，当归 20g，升麻 10g，白芍 18g，川芎 10g，明天麻（先煎）10g，炒白术 10g，木香 6g，阿胶（烊化，冲服）15g，紫河车粉（冲服）5g，甘草 5g，龙骨 30g，炒酸枣仁 25g。汗出、肢冷、脉微欲绝者加熟附子 9g；阴道流血量多不止者加姜炭 10g；阴道流血色暗有块者加桃仁 8g、红花 10g；伴胸闷呕恶者加姜半夏 10g。

3. 回魂汤

人参（珠子参）60g，丹参、黄芪、龙骨各 30g，当归 15g，芍药 6g，荆芥炭 10g。水煎，分作 2 次服，每日 1 剂。小腹胀痛拒按、舌紫暗、脉沉者选加红花 8g，赤芍 15g，桃仁、泽兰、延胡索、五灵脂各 10g；血热者加生地黄 25g，牡丹皮、犀角各 15g；血热妄行者选加蒲黄炭 10g，地榆炭 30g，荠菜 60g，三七粉 4g；胸闷者加芫蔚子 10g；身痛明显者加泽兰 20g。

主要参考文献

[1] 匡伟.中医药治疗腺垂体功能减退症浅探［J］.河北中医，2005，8：596.

[2] 袁小强，张献朝，陈伟，等. 肾综合征出血热并发垂体前叶功能减退症临床分析[J]. 中国社区医师（医学专业），2011, 13（11）：215.

[3] 陆再英，钟南山. 内科学[M]. 北京：人民卫生出版社，2008.

[4] 戴月亚. 垂体前叶功能减退症53例临床分析[J]. 江苏医药，2014, 4（7）：849-850.

[5] 庞保珍. 不孕不育中医治疗学[M]. 北京：人民军医出版社，2008.

[6] 张丽娜. 垂体前叶功能减退症的发病机制及治疗进展[J]. 疑难病杂志，2011, 10（3）：239-242.

第十四章　下丘脑综合征相关性肥胖

下丘脑综合征系由多种病因累及下丘脑所致的一组疾病。临床上主要表现为内分泌代谢功能失调，自主神经功能紊乱，以及一些非内分泌功能障碍，如睡眠、摄食、体温调节功能紊乱，性功能障碍，尿崩症，精神失常，癫痫等。下丘脑能量稳态调节系统结构或功能损伤引起的食欲亢进和短期内体重显著增加，是有别于单纯性肥胖的。由于下丘脑在机体能量稳态调节中的作用复杂，下丘脑综合征相关性肥胖目前仍是临床治疗中的难点。因此，本节重点讨论有关下丘脑综合征相关性肥胖的中医诊疗现状及进展。

中医学并没有与下丘脑综合征相关性肥胖对应的病名。结合中医经典著作对该病类似症状的记载，可将该药归类于"膏脂""产后病"等疾病范畴。

一、病因病机

（一）西医学认识

下丘脑有几个区域与人体的饥饿感和饱食感有关。其中，下丘脑前部及腹内侧核参与饱食感的调节，这两个部位一旦受损，患者往往表现为多食。这与患者胃排空加快有关，也牵涉到患者的体重调定点上升，故饮食过量直至体重达到新的调定点为止。临床多表现为脂肪多分布于面部、颈部及躯干，皮肤细嫩，手指尖细，骨骼过长，常伴性发育不良及智力不全。临床上称此一系列症状为肥胖生殖无能综合征，即弗勒赫利希综合征。

（二）中医学认识

1. 病因

（1）饮食不节　过食肥甘，导致多余的膏脂蓄积体内而为痰湿，痰湿壅塞于组织和皮下，则易导致肥胖。如《素问·通评虚实论篇》："肥贵人，则高粱之疾也。"

（2）脏腑失调　脏腑功能失调可导致肥胖的发生。《灵枢·本脏篇》："卫气者，所以温分肉，充皮肤，肥腠理，司关合者也……皮缓，腹里大者，大肠大而长……肉䐃坚大者胃厚。"可见大肠大而长，水谷精微吸收过多，从而导致肥胖。

（3）痰浊蓄积　《素问·通评虚实论篇》"肥贵人，则高粱之疾也。"说明膏脂痰浊蓄积体内，聚而生痰，导致肥胖。《石室秘录》："肥人多痰，乃气虚也，虚则气不能运行，故痰生之。"能食肌丰而胖者，体强也；若食少而肥者，非强也，乃病痰也，肥人最怕按之如棉絮，多病气虚和中风。

（4）瘀血阻滞 《灵枢·逆顺肥瘦》:"此肥人也，广肩腋，项肉薄，厚皮而黑色，唇临临然，其血黑以浊，其气涩以迟。"说明津血同源互生，血液的正常运行与津液代谢之间具有密切联系，肥胖与瘀血具有相关性。

2. 病机

（1）命门功能失常 现代研究发现，下丘脑的功能与命门的功能有共同之处，其中包括位置、生理功能等与中医的论述相符合。命门的温煦与推动作用，影响着人的整体生理功能。《本草纲目》:"似脂非脂，似肉非肉，乃人物之命门"；又曰:"其体非脂非肉，白膜裹之，在七节之旁，两肾之间，二系着脊，下通二肾，上通心肺，贯属于脑，为生命之源，相火之主，精气之腑，人物皆有之，生人生物，皆由此出。"李时珍所说的命门的位置与肾上腺的解剖位置非常相似，他所指的命门即为肾上腺，但下丘脑是内分泌系统的最高中枢，肾上腺受下丘脑的调控。

（2）脂类代谢异常 下丘脑功能障碍形体肥胖者，古代称为"脂人""膏人"。膏人的脂肪主要分布于腹部，身小腹大，其腹部外形，远远大于"脂人"，其与近代医学的腹型肥胖类似。脂人的脂膏均匀分布全身，形体肥胖，虽肥而腹不大，更不能垂，而肌肤质地中等，其肥胖度较膏人为大、体质较好，与西医学的"均一性肥胖病"相似。

二、临床诊断

（一）辨病诊断

1. 临床表现

患者除肥胖表现以外，还伴有以下几方面特点。

（1）病史 有颅内炎症、肿瘤、创伤或某些先天性疾病病史。

（2）内分泌功能障碍 肥胖、性早熟、闭经、溢乳、性欲减退、阳痿、怕冷、少汗、脱发、黏液性水肿、无力、多饮、多尿等。

（3）摄食障碍 贪食致肥胖，厌食致消瘦或贪食与厌食交替发作。

（4）睡眠障碍 嗜睡、失眠或二者交替出现。

（5）体温调节异常 可出现高温、低温或变异性体温。

（6）精神障碍 过度兴奋或抑制、哭笑无常、定向力障碍、出现幻觉等。

（7）导致下丘脑受累的原发病表现 颅内肿瘤等引起的高颅压表现（头痛、呕吐）、视力减退、视野缺损、昏迷等。

2. 临床诊断

由于下丘脑综合征病因复杂，临床表现多样，各种症状出现的先后顺序不一，体征亦为多方面的，临床诊断有时比较困难。对一些少汗、无汗、怕热、多饮等以自主神经功能紊乱为起始发病，早期缺乏内分泌改变者临床容易误诊，有患者发病4~5年后才做出正确诊断。应注意病史中一些有特殊意义的表现，配合体检和实验室检查，有助于确诊。

3. 相关检查

（1）脑脊液　肿瘤引起本病时脑脊液中蛋白含量可增多，脑脊液压力可升高，炎症所致者细胞数可增加。

（2）垂体及靶腺内分泌功能测定　检测是否存在垂体－靶腺功能继发性减退或亢进。生长激素轴的生长激素（GH）、胰岛素样生长因子（IGF-1）测定。性腺轴卵泡刺激素（FSH）、黄体生成素（LH）、睾酮、雌二醇测定。甲状腺轴促甲状腺激素（TSH）、三碘甲状腺原氨酸（T_3）、四碘甲状腺原氨酸（T_4）测定。肾上腺轴促肾上腺皮质激素（ACTH）、皮质醇、尿17-羟类固醇、17-酮类固醇及催乳素测定。

（3）下丘脑－垂体功能兴奋试验有助于鉴别病变发生在下丘脑还是垂体，包括GH释放试验、TRH兴奋试验、LHRH兴奋试验、CRH兴奋试验等。

（4）影像学检查　可行颅骨X线平片、脑血管造影、脑室造影、气脑造影、CT扫描、MRI检查、内镜立体定向技术、经颅多普勒彩色超声等以探知颅内病变的部位和性质。

（二）辨证诊断

1. 痰湿内阻证

临床证候：形体丰腴，头昏蒙，恶心，呕吐痰涎，或伴有喉中痰鸣，身重肢倦，纳呆食少。舌淡胖，苔白腻，脉滑或弦滑。

辨证要点：形体丰腴，头昏蒙，身重肢倦。舌淡胖，苔白腻，脉滑或弦滑。

2. 气滞血瘀证

临床证候：胖而见皮肤花纹，头痛剧烈，呈持续性或阵发性加剧，痛有定处，固定不移，面色晦暗，肢体偏瘫，大便干。舌质紫暗，或有瘀点、瘀斑，舌底脉络色紫增粗或迂曲，苔薄白，脉细涩而沉。

辨证要点：头痛固定不移，胖而见皮肤花纹。舌质紫暗，或有瘀点、瘀斑，脉细涩而沉。

3. 火炽毒盛证

临床证候：体胖，多食易饥，烦躁易怒，口角生疮，面红耳赤，口苦尿黄，大便干结。舌红，苔黄或白而干，脉弦数。

辨证要点：体胖，烦躁易怒，面红耳赤。脉弦数。

4. 肝肾阴虚证

临床证候：体胖而皮肤干枯，头痛隐隐，时作时止，耳鸣眩晕，肢体麻木，大便偏干，小便短赤。舌质红，少苔，脉细数或虚细。

辨证要点：体胖而皮肤干枯，头痛隐隐，耳鸣眩晕，小便短赤。舌质红，少苔，脉细数或虚细。

5. 脾肾阳虚证

临床证候：身体胖以腹部为主，疲乏少力，畏寒肢冷，腰酸腿软，面目浮肿，腹胀便溏，头晕目眩，夜尿量多，食欲减退，口不渴。舌淡胖，苔白，脉沉细或沉迟。

辨证要点：身肥胖以腹部为主，畏寒肢冷，面目浮肿，腹胀便溏，食欲减退。舌淡胖，脉沉细或沉迟。

三、鉴别诊断

（一）西医学鉴别诊断

1. 内分泌代谢功能紊乱

以内分泌代谢功能紊乱的临床特征为主，并伴有自主神经功能失调，它的病因和临床表现差异很大，在临床上出现的症状和体征不能用单一的垂体或单靶腺体的损害解释，或其他病因解释，结合患者病情可以鉴别。

2. 垂体疾病

下丘脑促甲状腺激素释放激素、黄体生成激素释放激素的标准试验帮助医生对下丘脑综合征与垂体疾病进行鉴别。

3. 嗜铬细胞瘤

该病血、尿儿茶酚胺及其代谢产物增多，组胺激发试验阳性，酚妥拉明抑制试验阳性，可以鉴别。

4. 应急刺激

人在精神创伤、环境变迁时，也可伴厌食、消瘦及腺垂体功能不足的表现，如闭经、阳痿等，但无器质性损害。改变环境等可使其恢复下丘脑急性功能，见于低温、麻醉、烧伤、创伤、脓毒血症等紧急应激状态时，此时常伴高血糖，应激过后可恢复。高血糖的严重程度和持续时间与预后相关，偶尔亦有发生低血糖者。

5. 自身免疫系统疾病

发热时应与下丘脑综合征鉴别，结合患者病史及相关免疫系统检查可以诊断。

6. 甲状腺功能减退症

患者有嗜睡症状时注意与甲状腺功能减退症鉴别，主要通过相关的激素变化来鉴别。

（二）中医学鉴别诊断

1. 虚劳

虚劳是由于禀赋薄弱、后天失养及外感内伤等多种原因引起的，以脏腑功能衰退，气血阴阳亏损，日久不复为主要病机，以五脏虚证为主要临床表现的多种慢性虚弱证候的总称。多见神疲体倦，心悸气短，面容憔悴，自汗盗汗，或五心烦热，或畏寒肢冷，脉虚无力等症。结合患者的症状，可以鉴别。

2. 中风

本病主要与中风的内风鉴别，内风属内伤病证，又称脑卒中、卒中，现代一般称中风，多因气血逆乱、脑脉痹阻或血溢于脑所致。以突然昏仆、半身不遂、肢体麻木、舌謇不语、口舌歪斜、偏身麻木等为主要表现。

四、临床治疗

（一）提高临床疗效的要素

1. 中西医结合

本病属西医的系列综合征，诊断主

要依赖于西医的理化检测，在治疗中与中医辨证治疗相结合而取得疗效。

2. 灵活用药

高颠之上，惟风可到。风药多味薄，可自地升天，风药可上行入头，引诸药直上达病所。如见舌淡红，苔白，脉浮缓，畏寒肢冷，乃寒偏重，可用白芷、威灵仙；若苔少，舌红，口干欲饮，脉数，为热偏重，则用葛根、菊花之属，配天花粉、麦冬、玄参、黄芩等养阴清热之品。本病的形成也多与痰有关。痰可随气升降，无处不到，凝结日久生成肿块。故临床常使用白附子、瓜蒌、制胆南星、石菖蒲等化痰散结，其中白附子最具特色，其味辛、甘，性温，善散风痰、解毒散结止痛，与僵蚕、全蝎等同用，可散风止痉；合天南星、半夏、瓜蒌，可加强祛痰通络之功；配川芎，可通枯血之经脉。瘀血常在本病中有所兼加，处方中活血化瘀药较少。如头晕，头痛，头胀，脉弦，舌暗红，有瘀斑，常用鸡血藤、莪术、水蛭。鸡血藤、莪术活血化瘀同时还有较好的抗肿瘤作用；鸡血藤配水蛭既活血化瘀，还可通络。

（二）辨证治疗

1. 辨证论治

（1）痰湿内阻证

治法：化痰祛湿、和胃降逆。

方药：温胆汤。本方由陈皮10g、半夏10g、茯苓20g、甘草3g、生姜10g、竹茹10g、枳实10g组成。

加减：舌底脉络增粗，舌质有瘀斑者加赤芍10g、川芎9g、水红花子5g；口苦干渴，有热象者加黄芩10g、焦山栀15g；呕吐者以生姜擦舌后送服中药；头痛明显者加全蝎5g研末冲服。

（2）气滞血瘀证

治法：活血消肿、祛瘀化积。

方药：通窍活血汤合三棱煎。通窍活血汤由赤芍3g、川芎3g、桃仁9g、红花9g、老葱3g、红枣5g、麝香0.15g、黄酒250g组成；三棱煎由京三棱15g、莪术15g、芫花0.3g、鳖甲15g、当归15g、淡豆豉6g、当归15g、杏仁0.3g组成。

加减：呕吐者加旋覆花5g、代赭石15g；视力不清者加决明子10g、青葙子5g、枸杞子10g；夜寐不安者加首乌藤15g、茯神20g、龙齿15g。

（3）火炽毒盛证

治法：泻火解毒、清肝散结。

方药：龙胆泻肝汤。本方由龙胆草（酒炒）6g、黄芩（炒）9g、栀子（酒炒）9g、泽泻12g、木通9g、车前子9g、当归（酒洗）3g、生地黄（酒炒）9g、柴胡6g、生甘草6g组成。

加减：呕吐甚者加旋覆花10g、代赭石15g、姜竹茹8g、姜黄连5g、石决明5g，另吞羚羊角粉。

（4）肝肾阴虚证

治法：滋补肝肾。

方药：杞菊地黄丸。本方由熟地黄（炒）24g、山茱萸12g、干山药12g、泽泻9g、牡丹皮9g、茯苓9g、枸杞子

9g、菊花 9g 组成。

加减：头痛甚者加全蝎 3g、莪术 10g；视物不清或复视者另服石斛夜光丸 6g 日 2 次；大便干结者加生大黄 5g。

2. 外治疗法

（1）针灸疗法

主穴：腹部八穴围针（中脘、下脘、气海、关元、天枢、大横）、交会穴（带脉、五枢、维道、足临泣）、体针（足三里、三阴交和风市）。配穴：肝热者加公孙、内庭、上巨虚、曲池、支沟、梁丘，采用泻法；脾虚湿盛者加水分、水道、阴陵泉、丰隆、公孙、太白，平补平泻，肝郁气滞者加合谷、太冲、支沟、血海、曲泉、阳陵泉，以泻法为主；气虚血瘀者加血海、合谷、太冲、支沟、太白、太溪、阳陵泉，平补平泻。

（2）穴位埋线

适用于腹型肥胖。主穴：中脘、天枢、关元、气海、足三里、丰隆；配穴：脾虚加水分、阴陵泉；胃肠实热加胃俞、曲池、上巨虚；肝郁气滞加肝俞、阳陵泉；脾胃阳虚加肾俞、阴陵泉。每次取穴 6~8 个，埋线后针孔部位覆盖医用创可贴。

3. 成药应用

通窍活血丸　豁痰搜风、通络活血。适用于血瘀阻滞于清窍所致的肥胖。药物组成为人工牛黄、香附（四制）、赤芍、川芎（酒蒸）、冰片、安息香、全蝎（姜葱汁制）、没药（炒）、红花、麻黄（开水泡）、草豆蔻、琥珀（水分）、细辛、炙甘草、狗骨（炙）、当归、姜黄、人参、白附子（姜醋制）、乌药、三七、白芷、胆南星、木香、大黄（炒）、两头尖、茯苓、黄芪、何首乌（黑豆制）、地龙（甘草水泡）、丹参、黄连、熟地黄（酒蒸）、水牛角。口服，一次 3g，一日 2 次。

（三）中医特色疗法选粹

1. 三步针罐法

三步针罐法分三步完成，单次治疗总时间约为 30 分钟。第一步选中脘、下脘、气海、关元，及双侧滑肉门、外陵、天枢穴〔薄智云腹针"引气归原（中脘、下脘、气海、关元）、腹四关（双侧滑肉门、外陵）"穴方加大肠募穴（天枢）〕，在常规消毒以后，用一次性无菌毫针进行针刺，"引气归原"穴施行捻转补法，"腹四关"和天枢穴行提插捻转泻法（刺激量大），直至得气，并行针，保持针感约 10 分钟；第二步在第一步操作完成之后，立即在腹部腧穴施行针罐疗法（使用大号玻璃罐，毫针位于罐中央，吸附力量适中），留针罐约 20 分钟，留针罐过程中医生手持罐体按揉玻璃管（施术力量适度，密切关注罐内毫针及皮肤变化，防止水疱）；第三步在常规消毒以后，采用一次性无菌毫针，取双侧足三里穴进行针刺，施行捻转补法，取双侧曲池、阴陵泉、三阴交穴针刺，施行捻转泻法（刺激量适中），在该步腧穴施术操作中，均采用

"动留针"约20分钟。以上三步全部完成后，先起罐，再起针，三步针罐治疗每天1次，连续5次为1个疗程，休息2天后再进行下1个疗程。治疗期间，嘱患者正常饮食（避免暴饮暴食、辛辣刺激、高糖及油炸食品等），适量运动（每天早、中、晚分别进行跑步、快走等运动20分钟以上）。[张容超，林江江，林弘闽，等.三步针罐疗法治疗脾虚湿盛型肥胖的体会与思考.四川中医，2022，40（10）：49-52.]

2. 八卦针

八卦针是李思康教授根据30余载的丰富临床经验总结而成的。李思康教授根据腹型肥胖的病因病机，以局部选穴、辨证选穴、周围选穴为原则，创立了八卦阵针刺疗法。具体方法如下：在中脘、中极、大横（双侧）4个穴位基础上，以神阙穴为圆心，以4寸为半径，在腹部画圆，以中脘为正北方向，在圆周8个正中方向分别取8个穴位。因8个穴位以神阙穴为中心在腹部排列，且与对面相应的穴位都距离8寸，穴位依次连线后神似易经八卦阵，故命名八卦阵针刺疗法。八卦阵所选穴位主要属于募穴，通过提插捻转等手法刺激腹部皮下脂肪，再配以足三里、丰隆、血海、三阴交、合谷、太冲等远部穴位疏通任脉、脾经、胃经的经气，从而达到通经活络、祛湿化痰的作用。[姚迎春，李思康.李思康运用"八卦阵"针刺疗法治疗腹型肥胖经验.中国民间疗法，2021，29（10）：44-46.]

五、预后转归

下丘脑综合征的预后和转归目前没有共识，根据疾病的表现，该病的预后主要取决于导致该病的原发病情况和患者并发症的特点，如由于脑部肿瘤、出血及外伤引起该疾病，需在进行手术等相关治疗后，观察疾病的预后，由于下丘脑疾病多伴有代谢系统疾病的特征，高血糖、肥胖、血脂的程度也大大影响本病的相关预后，使疾病转归发生变化，往往并发症较多的患者预后较差。

六、预防调护

（一）预防

下丘脑综合征的预防主要针对原发病进行，减少外伤、电磁辐射，合理的运动饮食，都是预防该疾病的方法。患者应注意保持情绪平稳，避免情绪激动；饮食须清淡、有节制，戒烟戒酒，保持大便通畅；适量活动，如散步、打太极拳等。

（二）调护

（1）日常护理 对患者要随时看管和照顾，对其关心、体贴，做好思想工作。不要在患者面前交头接耳，使患者产生猜疑、精神受刺激而导致发病。要严密观察发病的诱因和先兆（例如自言自语等）。发现有发病可能，即要做好预防工作，可给予镇静药。对狂躁的患者要随时跟随保护，及时藏好家中各种危险物品，防止自伤和伤人。

（2）饮食护理 对患者进行饮食的调理，防止暴饮暴食或极少进食，通过调整食谱中的营养来进行调护。

（3）体温护理 要适当观察患者的体温变化，体温过高或过低的患者应适当应用药物控制。

（4）服药护理 应按医嘱适当应用药物，并根据病情调整用药及用药量。

主要参考文献

［1］Reynaud R，Leger J，PolakM，et al. Idiopathic hypothalamic syn-drome：retrospective study and literature review ［J］. Arch Ped-iatr，2005，12（5）：533-542.

［2］张海涛，陈健. 下丘脑综合征误诊二例［J］. 临床误诊误治，2003，16（30）：173.

［3］曾勇辉，曾棍. 张经生临床治疗杂病举隅［J］. 辽宁中医药大学学报，2011，3（2）：42-43.

［4］曹春，王飞. 穴位埋藏法治疗单纯性肥胖［J］. 中国自然医学杂志，2002，4（3）：178-179.

［5］阮志忠，陆瑾. 俞募配穴法穴位埋线治疗单纯性肥胖症35例［J］. 陕西中医，2009，30（12）：1650-1651.

第十五章　肥胖相关的系列遗传综合征

随着人类基因组计划的完成，多种疾病相关基因陆续定位，有关肥胖的遗传多态性研究也越来越多。出现肥胖的遗传性疾病有巴尔得－别德尔综合征（BBS）、小儿Alstrom综合征、普拉德－威利综合征（Prader-Willi综合征）等。

一、病因病机

（一）西医学认识

1. 巴尔得－别德尔综合征

BBS为一少见的常染色体隐性遗传性疾病。至今已发现有9个不同的致病基因位点。

2. 小儿Alstrom综合征

小儿Alstrom综合征是一种罕见的常染色体隐性遗传性疾病。迄今为止，全球报道大于900例，常见于近亲婚配。

3. 普拉德－威利综合征

这是一种自1岁左右就会开始无节制饮食的遗传性疾病，发生比例在1/30000~1/10000。这种病的病因是第15号染色体印迹基因区的基因缺陷，且此基因缺陷来自父亲，或同时拥有两条来自母亲的带有此缺陷的第15号染色体，若此基因缺陷来自母亲，则会造成天使人综合征（Angelman's syndrome）。

（二）中医学认识

与肥胖相关的遗传综合征，中医认为先天禀赋不足为其主要原因。先天禀赋不足主要根源于肾，肾为先天之本，与脾为后天之本相对而言。先天是指人体受胎时的胎元，《灵枢·决气》曰："两神相搏，合而成形，常先身生，是谓精。"《灵枢·经脉》亦云："人始生，先成精，精成而脑髓生，骨为干，脉为营，筋为刚，肉为墙，皮肤坚而毛发长。"由上述可知，先天是指禀受于父母"两神相搏"之精，以及由自身先天之精化生的先天之气，是由遗传而来，为人体生命的本源。其在人体生命过程中，先身而生，是后天脏腑形成及人体生长发育的动力。肾为先天之本，是指肾的功能是决定人体先天禀赋强弱、生长发育迟速、脏腑功能盛衰的根本。

肥胖病患儿多由于出生前营养过剩或不足引起。《景岳全书·杂病谟》曰："禀赋素弱，多有阳衰阴盛者，此先天之阳气不足也；或所丧失太过，以致命门火衰者，此后天之阳气失守也。"儿童肥胖病病机主要有脾虚、肾虚、肝郁、胃热等，与痰、湿、瘀密切相关。脾主运化，具有消化饮食，化生、吸收和传输水谷精微的生理功能。若脾失运化，水谷肥甘之物无以化生气血精微，则转变为痰湿脂质积聚体内，导致肥胖。肾藏真元之气，是人体生命活动的根本。若肾气亏虚，气化失常，肾阳不能温煦脾土，必引起精微物质的转化和贮存失去平衡，导致肥胖的发生。

二、临床诊断

（一）辨病诊断

1. 巴尔得－别德尔综合征

临床表现有锥杆细胞营养不良、视网膜色素变性、多指（趾）畸形、肥胖、智力发育迟缓、生殖系统发育不全、肾脏畸形或异常、斜视、白内障、散光、短指（趾）或并指（趾）、发育迟缓、多尿或多饮、共济失调、步态不协调、齿列拥挤、牙发育不全、小牙根、高腭弓、肝纤维化。

2. 小儿 Alstrom 综合征

视力呈进行性减退是该病的恒定症状。患儿常常在 2 岁左右的时候视力开始减退，且两眼轻度内斜。眼底检查可见双侧原发性视神经萎缩。听力轻度减退也是本病恒定的表现。多数患儿听力测定为中度神经性耳聋，一般始于婴幼儿期，2~10 岁肥胖最显著。自幼烦渴、多饮、多尿、食欲亢进，静脉肾盂造影可见双侧肾盂输尿管扩张。患儿性器官及第二性征不发育，生长发育迟缓。

3. 普拉德－威利综合征

患儿中枢性肌张力低下，伴吸吮力差，随年龄增长逐渐改善。患儿喂养困难，需特殊喂养工具，体重增长慢或生长发育停滞。1~6 岁的患儿体重快速增加，若不干预可出现向心性肥胖。特征性面容如长颅、窄脸、杏仁眼、小嘴、薄上唇、嘴角向下。生殖腺发育不全。

（二）辨证诊断

因为先天遗传疾病，多与禀赋相关，证型仅供参考。

髓海空虚证

临床证候：小儿肥胖，发育迟缓，头小体丰，肢体缺如，语言迟缓，视物不清。

辨证要点：小儿肥胖，发育迟缓。

三、临床治疗

（一）辨病治疗

1. 巴尔得－别德尔综合征

以对症治疗为主。至今尚无有效阻止视网膜萎缩所致视力丧失的方法。斜视及弱视的患者应尽早矫正，多指（趾）畸形可以在出生后两年内手术治疗，肾脏病变治疗视其为结构性肾脏病变还是功能性肾脏病变而定。男性生殖腺发育不全经确认为睾酮素过低者，可予以激素治疗。女性患者需检查卵巢、输卵管、子宫及阴道，以了解是否有生殖器官的异常。肥胖需要依年龄做适当的饮食管理及运动计划，肥胖合并高血压、糖尿病与脂肪代谢异常需定期评估内分泌功能，以避免其他并发症的发生。

2. 小儿 Alstrom 综合征

本病没有有效疗法，可给予对症处理。针对性腺功能不全及眼底病变，药物治疗往往无效。其他视情况可予以手术治疗，如先天性心脏病的治疗、指（趾）畸形的治疗和眼部治疗等。

3. 普拉德 – 威利综合征

（1）早期疗育　婴儿时期用鼻胃管喂食患儿以提供足够营养，早期疗育加强患儿的肌肉张力，帮助他们学会坐、爬及走路。

（2）饮食控制　孩童时期，在 2~4 岁，通过饮食的摄取限制来降低热量的摄入，不要给患儿食用饮料、糖果、饼干等含糖量高的食物，避免引起糖尿病、高脂血症等。

（3）激素注射　普拉德 – 威利综合征患儿缺乏生长激素，因此已有医学报告利用生长激素注射来协助他们成长。

（4）特殊教育　让父母及老师、同学了解普拉德 – 威利综合征患儿智能迟缓是可以借助早期疗育、行为及物理治疗而改善。普拉德 – 威利综合征很少会再发，如果怀孕胎儿胎动低或家族有不明原因的肥胖智障儿，可以找遗传医师咨询。

（二）辨证治疗

髓海空虚证

治法：益精填髓。

方药：斑龙丸。本方由鹿角胶 250g、鹿角霜 250g、菟丝子 250g、柏子仁 250g、熟地黄 250g、白茯苓 120g、补骨脂 120g 组成。打碎制丸，遵医嘱服。

四、预后转归

最重要的是早期诊断、早期治疗，来改善身心发育方面的问题，并对疾病的病程、并发症的预防及控制有正确的认知。巴尔得 – 别德尔综合征、小儿 Alstrom 综合征、普拉德 – 威利综合征属于罕见的基因遗传疾病，患者本身无法控制食欲，容易导致过度肥胖，出现阻塞性呼吸、血糖过高及心脏方面问题，会有猝死之虞。本病预后不良。

五、预防调护

（一）预防

（1）大力宣传优生优育知识，禁止近亲结婚。婚前进行健康检查，以避免发生遗传性疾病。

（2）婚前体检在预防出生缺陷中起到积极的作用。孕妇尽可能避免危害因素，包括远离烟雾、酒精、药物、辐射、农药、噪声、挥发性有害气体、有毒有害重金属等。在妊娠期产前保健的过程中需要进行系统的出生缺陷筛查，包括定期的超声检查、血清学筛查等，必要时还要进行染色体检查。

（3）孕妇注意养胎、护胎，加强营养，按期检查，不滥服药物。

（4）婴儿应合理喂养，注意防治各

种急、慢性疾病，按时接种疫苗。

（二）调护

对患病的宝宝，要选择易消化、低热量、高蛋白、低脂肪、富含维生素的食品进行哺喂。重点增加维生素 A、维生素 B 族、维生素 D 和钙元素等营养素的摄入，同时常备乳酶生之类的促消化药剂，适时使用。保持病室环境安静、整齐、通风良好。

主要参考文献

［1］Beales PL，ElciogluN，WodfAS，et al. New criteria for improved diagnosis of Bardet-Biedl syndrome［J］. J MedGenet，1999，6：36.

［2］Dykens EM，Cassidy SB，King BH. Maladaptive behavior differences in Prader-Willi syndrome due to paternal deletion versus maternal uniparental disomy［J］. Am J Ment Retard，1999，104：67-77.

第十六章　常见疾病与肥胖

第一节　痛风与肥胖

痛风是人体嘌呤代谢障碍所致的一种异质性代谢性疾病。该病与嘌呤代谢紊乱及（或）尿酸排泄减少所致的高尿酸血症直接相关。肥胖导致胰岛素抵抗和多种脂肪因子分泌，参与了高尿酸血症的形成。痛风在中老年男性中发病率较高，而女性患者仅占总患病人数的5%，其中以绝经后女性为主。肥胖是诱发痛风的主要因素之一，本章主要讨论与肥胖相关的痛风。

中医学虽无痛风的病名，但按其发病特点和临床表现，可归入"痹证"的范畴。

一、病因病机

（一）西医学认识

痛风发生的前提为高尿酸血症，其确切病因目前尚不清楚，可能与遗传、饮食和外界环境等因素有关。研究发现，患者皮下脂肪和内脏脂肪的含量与其血清尿酸值呈正相关，是影响血清尿酸水平的重要因素。

1. 肾脏的代谢机制

长期肥胖可导致胰岛素抵抗，也可导致人体肾素–血管紧张素系统激活。

严重肥胖者的代谢机制或肾脏压迫增加，容易引起肾脏疾病，导致人体排酸功能下降，尿酸增高。

2. 肝脏的合成增多

肥胖导致人体新陈代谢核酸总量增多，通过嘌呤的代谢，使尿酸分泌增加。

3. 脂肪分子的内分泌作用

肥胖对于内脂素、瘦素、胰岛素等因子的作用，间接干扰尿酸的形成，导致尿酸增加。

本病可分为原发性和继发性，其中大多数患者为原发性痛风。原发性痛风主要由先天性嘌呤代谢障碍引起；继发性痛风主要由某些遗传性疾病导致尿酸生成过多。

（二）中医学认识

中医古代医家对痛风的认识可以追溯到秦汉时期。痛风多归于"热痹"的范畴，其名首见于《素问·四时刺逆论篇》，书中还提出了热痹形成的机制："其热者，阳气多，阴气少，病气胜阳遭阴，故为痹热。"《金匮要略·中风历节病脉证并治》中对肥胖临床表现叙述有"诸肢节疼痛，身体尪羸，脚肿如脱""关节痛不可屈伸""其痛如掣""皆饮酒汗当风所致"，并提出用白虎加桂枝汤治疗。《外台秘要·卷十三》对本病的病因病机、症状表现有详尽的描述："风寒暑湿之毒，因虚所致，将摄失理，此受风邪，经脉结滞，血气不行，蓄于筋骨，或在四肢，肉色不变，其疾昼静而夜发，发则彻髓，痛如虎之啮。"到了金元时期，朱丹溪提出相同的病名"痛风"，临床表现为"痛多痰火，肿多风湿"。到了清代，林珮琴又将痛风归于痛痹之中，如《类证治裁·痛风》指出："痛风，痛痹之一症也，其痛有常处……此因风寒湿郁痹阴分，久则化热攻痛，至夜更甚。"可见前辈医家对痛风的相关认识与记载很丰富。痛风和肥胖有着共同的中医发病机制。

二、临床诊断

（一）辨病诊断

1.尿酸氧化酶法测定

目前国内外普遍采用尿酸氧化酶法测定尿酸。该法是利用尿酸氧化酶还原尿酸的比色来测定，特异性较高。据统计，我国正常男性的血尿酸值：208~428μmol/L，正常女性的血尿酸值：155~357μmol/L。

2.尿液尿酸测定

尿液尿酸测定是反映肾小管对尿酸的重吸收和分泌功能是否正常的一项检查。在临床上可用以判断高尿酸血症是由于尿酸生成过多还是尿酸排泄减少，或是两者兼有。另外，该项测定对于选择治疗药物及监测治疗效果都有一定的指导作用。在进食低嘌呤饮食5天后，正常人24小时尿尿酸结果应低于600mg，或常规饮食时正常人24小时尿尿酸应低于1000mg。如果血尿酸升高，而24小时尿尿酸低于600mg，则为尿酸排泄不良型。

3.关节滑液检查

痛风性关节炎患者的滑液量增多，外观呈白色而不透亮，黏性低，白细胞数常超过$50×10^9$/L，中性粒细胞超过75%。最具特征性的是在偏光显微镜下，可见到被白细胞吞噬或游离的尿酸盐结晶，该结晶呈针状，并有负性双折光现象。

4.影像检查

早期急性关节炎时，仅受累关节周围软组织肿胀，影像学检查正常。反复发作时，可在检查结果中看到不规则团块状致密影，即痛风结节。痛风结节内有钙化影，称为痛风石。由于痛风石在软骨内沉积，可造成软骨破坏和关节间隙狭窄及关节面不规则。病程较长者，在关节边缘可见偏心性半圆形骨质破坏，较小，似虫噬状。随着病情进展，逐渐向中心扩展，形成穿凿样缺损。

（二）辨证诊断

1.湿热蕴结证

临床证候：肥胖。局部关节红肿热痛，发病急骤，病及一个或多个关节，多兼有发热，恶风，口渴，烦闷不安，头痛汗出，小便短黄，舌红苔黄，或黄腻，脉弦滑数。

辨证要点：肥胖。局部关节红肿热痛，多兼有发热，恶风，口渴，烦闷不安，头痛汗出，小便短黄，舌红苔黄腻，脉弦滑数。

2. 脾虚湿阻证

临床证候：腹部肥胖。无症状或仅有关节症状，身困乏怠，头昏头晕，腰膝酸痛，纳食减少，脘腹胀闷，舌质淡胖，舌尖红，苔白厚腻，脉细或弦滑。

辨证要点：腹部肥胖。身困乏怠，纳食减少，脘腹胀闷，舌质淡胖，舌尖红，苔白厚腻，脉细或弦滑。

3. 寒湿痹阻证

临床证候：肥胖。关节疼痛，肿胀不甚，局部不热，痛有定处，屈伸不利，或见皮下结节或痛风石，肌肤麻痹不仁，舌苔薄白或白腻，脉弦或濡缓。

辨证要点：肥胖。关节疼痛，肿胀不甚，局部不热，肌肤麻痹不仁，舌苔薄白或白腻，脉弦或濡缓。

4. 痰瘀痹阻证

临床证候：肥胖。关节疼痛反复发作，日久不愈，时轻时重，或呈刺痛，固定不移，关节肿大，甚至强直畸形，屈伸不利，皮下结节，皮色紫暗，脉弦或沉涩。

辨证要点：肥胖。关节疼痛反复发作，日久不愈，或呈刺痛，固定不移，关节肿大，皮色紫暗，脉弦或沉涩。

三、鉴别诊断

（一）西医学鉴别诊断

1. 急性风湿性关节炎

青少年多见。起病前1~4周常有溶血性链球菌感染如咽炎、扁桃体炎病史；常侵犯膝、肩、肘、踝等关节并且具有游走性和对称性；常伴有心肌炎环形红斑和皮下结节等表现；水杨酸制剂治疗有效；血尿酸含量正常。

2. 关节周围蜂窝织炎

关节周围软组织明显红肿，畏寒发热等全身症状突出，但关节疼痛往往不如痛风显著，周围血白细胞明显增高，血尿酸正常。

3. 假性痛风

关节软骨钙化所致，多见于用甲状腺素进行替代治疗的老年人，女性较男性多见，膝关节为最常受累的关节。关节滑液检查可发现有焦磷酸钙结晶或磷灰石，影像学检查结果可见软骨呈线状钙化，关节旁钙化。部分患者可同时合并痛风，则可见血尿酸浓度升高，关节滑液可见尿酸盐和焦磷酸钙两种结晶。

4. 银屑病关节炎

常累及远端的指（趾）间关节、掌指关节和跖趾关节，少数可累及脊柱和骶髂关节，表现为非对称性关节炎，可有晨僵。约20%的患者伴血尿酸增高，难以与痛风相区别。影像学检查结果可见关节间隙增宽，骨质增生与破坏可同时存在，末节指（趾）远端呈铅笔尖或帽状。

（二）中医学鉴别诊断

痿证

首先在于痛与不痛，痹证患者以关节疼痛为主，而痿证患者为肢体力弱，无疼痛症状。其次观察肢体活动，痿证患者是无力运动，痹证患者是疼痛影响活动。再者，部分痿证患者病初即有肌肉萎缩，而痹证患者是由于疼痛严重或关节僵直不能活动，日久废而不用导致肌肉萎缩。

四、临床治疗

（一）提高临床疗效的要素

1. 控制危险因素

严格控制饮食是最主要的防控手段，如避免高脂肪、高嘌呤食物的摄入，戒酒，适当食用碱性食物。

2. 早发现、早治疗

倡导肥胖人群定期监测尿酸等指标对于无症状性高尿酸血症的发现很重要。早期干预可有效预防痛风的发生，防止痛风对关节、肾脏等的进一步损害。

（二）辨病治疗

1. 急性期的治疗

（1）秋水仙素　该药为治疗痛风急性发作的特效药。一般于服药后 6~12 小时症状减轻，静脉注射秋水仙素能迅速获得疗效，且其在白细胞中的浓度较高，并保持 24 小时恒定。一次静脉注射秋水仙素后，过 10 天仍能检出。注射剂量为 2mg，以生理盐水 10ml 稀释，注射时间不少于 5 分钟，如病情需要，每隔 6 小时后可再给予 1mg（以相当于 5~10 倍容积生理盐水稀释），总剂量不超过 4mg。静脉注射药液漏出血管外，

可引起组织坏死，应须以避免。

（2）非甾体抗炎药　包括吲哚美辛、萘普生、布洛芬、保泰松和羟布宗。亦可选用环氧化酶抑制剂，如尼美舒利等。新一代的环氧化酶 -2 抑制剂依托考昔的止痛效果显著。

（3）糖皮质激素　能迅速缓解痛风急性发作，但停药后易复发。因此只在秋水仙素、非甾体抗炎药治疗无效或者有禁忌证时采用。

2. 间歇期的治疗

严格控制饮食也可使血尿酸下降 60~120nmol/L，故鼓励患者低嘌呤饮食。如果饮食控制后尿酸仍在 476nmol/L 以上，每年急性发作 2 次以上，有痛风石或尿酸盐沉积，有肾结石或肾功能损害者，应采取降尿酸治疗。但无论是抑制尿酸合成还是促进尿酸排泄的药物，均可动员尿酸进入血液循环，诱导急性关节炎发作。

（1）抑制尿酸合成的药物　此类药物通过抑制黄嘌呤氧化酶使尿酸生成减少，与促进尿酸排泄的药物合用可使血尿酸迅速下降，并动员沉积在组织中的尿酸盐，使痛风石溶解。常用剂量为 100mg，每日 2~4 次（最大剂量 600mg/d）。待血尿酸降至 360nmol/L 以下时，逐渐减量。新的黄嘌呤氧化酶抑制剂非布司他的降血尿酸作用优于别嘌呤醇，可用于别嘌呤醇过敏的患者。每日 1 次，主要不良反应为腹泻、头痛、恶心和呕吐。

（2）促进尿酸排泄的药物　此类

药物主要通过抑制肾小管对尿酸的重吸收，增加尿酸排泄来降低血尿酸水平。适用于肾功能正常，且每日尿酸排泄少的患者。用药剂量宜小，服药期间应每日口服碳酸氢钠3~6g，以碱化尿液，并注意多饮水，保持每日尿量在2000ml以上。不宜与水杨酸、噻嗪类利尿剂、呋塞米等抑制尿酸排泄的药物同用。常用药物有丙磺舒、磺吡酮及苯溴马隆等。对于24小时尿酸排泄＞3.57mmol（600mg）或已有尿酸性结石形成的患者，有可能造成尿路阻塞或促进尿酸性结石的形成，故不宜使用。

（三）辨证治疗

1. 辨证论治

（1）湿热蕴结证

治法：清热利湿、通络止痛。

方药：三妙丸合当归拈痛汤加减。三妙丸由黄柏120g、苍术180g、川牛膝60g组成；当归拈痛汤由羌活15g、防风9g、升麻3g、葛根6g、白术3g、苍术9g、当归身9g、人参6g、甘草15g、苦参（酒浸）6g、黄芩（炒）3g、知母（酒洗）9g、泽泻9g、猪苓9g、茵陈（酒炒）15g组成。

加减：热盛者加栀子、连翘、忍冬藤等；伤阴者酌加生地黄、麦冬、石斛等；肿痛明显者酌加络石藤、全蝎、蜈蚣、桑枝、延胡索等。

（2）脾虚湿阻证

治法：健脾利湿、益气通络。

方药：参苓白术散加减。参苓白术散由莲子50g、薏苡仁50g、砂仁50g、桔梗50g、白扁豆（姜汁浸）75g、白茯苓100g、人参100g、甘草（炒）100g、白术100g、山药100g组成。

加减：呕恶者加半夏、生姜等；肿甚者加防己、泽泻、车前子等；阳虚寒甚者加干姜、巴戟天、肉苁蓉等。

（3）寒湿痹阻证

治法：温经散寒、除湿通络。

方药：乌头汤加减。乌头汤由麻黄、芍药、黄芪、炙甘草各90g，川乌5枚组成。

加减：应用时可酌加羌活、独活、秦艽、威灵仙等祛风除湿药以提高疗效。寒邪偏盛者加制附子、细辛、炮姜等；湿邪偏盛者加防己、木瓜等；皮下结节或痛风石者酌加胆南星、昆布、白芥子等化痰通络之品。

（4）痰瘀痹阻证

治法：活血化瘀、化痰散结。

方药：桃红四物汤合当归拈痛汤加减。桃红四物汤由当归9g、川芎6g、白芍9g、熟地黄12g、桃仁9g、红花6g组成。当归拈痛汤由羌活15g、防风9g、升麻3g、葛根6g、白术3g、苍术9g、当归9g、人参6g、甘草15g、苦参（酒浸）6g、黄芩（炒）3g、知母（酒洗）9g、泽泻9g、猪苓9g、茵陈（酒炒）15g组成。

加减：关节疼痛明显者加莪术、全蝎、乌梢蛇等；血瘀明显者加牡丹皮、路路通、蒲黄等；皮下结节或痛风石者加白芥子、胆南星等；关节肿甚者加防己、木瓜、泽泻等。

2. 外治疗法

（1）针灸　针灸治疗痛风具有疗效好、见效快的优点。汪正亮等以局部和循经取穴的原则治疗痛风 26 例，病变在下肢取肾俞、三阴交，配以太溪、大敦、太冲、足三里、丘墟、足临泣；病变在上肢取小肠俞、曲池，配以合谷、后溪。急性期用泻法，恢复期用平补平泻法，28 号毫针刺入，留针 30 分钟，每隔 5 分钟行针 1 次，视病情轻重缓急每日或隔日 1 次，10 次为 1 个疗程。

（2）中药贴敷　根据"透皮吸收"的理论，利用膏药或各种液体调和药末形成糊状制剂贴敷于患者的穴位或患部。如大黄、苍术、黄柏、牛膝等量研粉，以醋调和敷患处，每天换药 1 次，连续治疗 21 天。

（3）中药熏洗　①透骨草、威灵仙、苏木、钩藤各 15g，每天 1 次，水煎取汁 1000ml 熏洗患处。②制马钱子、生胆南星、乳香、没药、川乌、虎杖、黄柏、黄芩、大黄、冰片。每日 1 次，水煎取汁熏洗患处。

（四）医家诊疗经验

吉海旺

吉教授认为痛风发病与脾、肾两脏关系最为密切，先天不足、后天失养是痛风发病的基础，脾肾辨治应贯穿于痛风的全过程，不同阶段各有侧重。吉教授采用分期治疗，急性期应用息痛散，息痛散主要组成为生石膏 60g，忍冬藤 15g，苍术 12g，黄柏 12g，全蝎 9g，桃仁 12g，牛膝 15g。吉教授创立解毒化瘀汤治疗间歇期痛风，解毒化瘀汤主要组成为生地黄 20g，玄参 15g，杜仲 12g，生石膏 15g，牡丹皮 12g，黄柏 10g，苍术 12g，鸡血藤 30g，川芎 12g，牛膝 12g，生甘草 10g。

五、预后转归

肥胖相关痛风的诊断并不困难，如治疗有效，一般预后相对良好。如果及早诊断并进行规范治疗，大多数痛风患者可正常工作生活。患者如起病年龄小，有阳性家族史，血尿酸显著升高，痛风频发，提示患者预后较差。如伴发高血压、糖尿病或其他肾病者，发生肾功能不全的风险增加。

六、预防调护

（一）运动

适量运动。注意避免剧烈运动或损伤，锻炼患肢，护理人员要对患者的手、腕、肘等重要关节施加夹板固定制动处理，辅以 25% 的硫酸镁液湿敷，同时也可以对患者的受累关节进行冰敷。

（二）饮食

1. 膳食的选择

限制嘌呤类食物的摄取，以减少外源性的核蛋白，降低血清尿酸水平，对于防止或减轻痛风急性发作，减轻尿酸盐在体内的沉积，预防尿酸结石形成有重要意义。第1类为含嘌呤高的食物，每100g食物含嘌呤100~1000mg。如肝、肾、心、脑、胰等动物内脏，肉馅，肉汤，鲤鱼，鲭鱼，鱼卵，小虾，蚝，沙丁鱼，鹅，鹧鸪等，此外还有酵母粉及各种酒类。第2类为含嘌呤中等量的食物，每100g食物含嘌呤90~100mg。如牛肉、猪肉、绵羊肉、菠菜、豌豆、蘑菇、干豆类、扁豆、芦笋、花生等。第3类为含微量嘌呤的食品，如牛奶、鸡蛋、精白面、米、糖、咖啡、可可以及除第2类所列菜类以外的蔬菜和水果。

（1）无症状期 饮食中应注意膳食平衡，对于蛋白质应参考人体的需要量摄入，多饮水，促进嘌呤代谢。

（2）急性期 应严格限制高嘌呤食物，避免外源性嘌呤摄入过多。可选用第3类食物，以牛奶、鸡蛋为膳食中主要的优质蛋白质来源，以精白面、米为热量的主要来源。选择嘌呤低的蔬菜和水果，限制脂肪量。

（3）间歇期 给予正常平衡膳食，以维持理想体重和正常血尿酸水平。由于蛋白质摄入能加速痛风患者尿酸的合成，每日摄入量不宜过多。避免第1类食品，有限量地选用第3类食品，每周2天选用第3类食品，5天选用第2类食物。应继续维持理想体重，避免体重增加。

增加碱性食品的摄取，可以降低血清尿酸的浓度，甚至使尿液呈碱性，从而增加尿酸在尿中的可溶性，促进尿酸的排出。医生应鼓励患者选择碱性食物，既能促进排出尿酸，又能为患者提供丰富的维生素和无机盐，以利于痛风的恢复。如马铃薯、甘薯、奶类、柑橘等。

2. 限制饮酒

乙醇易使体内乳酸堆积，乳酸对尿酸的排泄有竞争性抑制作用。故饮酒可使血清中尿酸含量明显升高，诱使痛风发作。

3. 注意食品烹调方法

合理的烹调方法，可以减少食品中的嘌呤。如将肉食先煮熟，倒掉煮肉的汤后再对肉食进行烹调。此外，辣椒、咖喱、胡椒、芥末、生姜等食品调料，食用后均能使自主神经兴奋，诱使痛风急性发作，应尽量避免食用。

主要参考文献

［1］沈双成，施仁潮. 施仁潮教授应用丹溪痛风方内服配合外洗治疗痛风经验［J］. 中医药学报，2015，43（1）：100-101.

［2］邵红岩，何天有，张莉. 针刺阴陵泉、太冲为主加刺络放血治疗痛风52例［J］. 中国针灸，2013，33（6）：526-527.

［3］丘树林，邓小敏. 中医药治疗痛风的研究进展［J］. 内蒙古中医药，2021，40（11）：164-167.

［4］刘佩，史玉聪，邓力，等. 车前草治疗痛风及高尿酸血症机制探讨［J］. 辽宁中医药大学学报，2020，22（10）：

172–175.

[5] 于栋华，宋明洋，王霄阳，等. 穿山龙提取物抗急性痛风性关节炎的尿液代谢组学分析 [J]. 中国实验方剂学杂志，2020，26（8）：130–137.

第二节　糖尿病与肥胖

糖尿病是以慢性高血糖为特征的一组代谢性疾病。本节重点介绍与肥胖相关的 2 型糖尿病。目前临床所见糖尿病以 2 型糖尿病为主，2 型糖尿病患者的数量占所有糖尿病患者的 90% 以上，2 型糖尿病患者中有 85% 的患者具有肥胖特征。

本病在中医学中属于"消渴"范畴，根据病机及症状的不同，"消渴"还有"消瘅""肺消""膈消""消中"等别称。

一、病因病机

（一）西医学认识

胰岛素抵抗是肥胖和糖尿病发生的诱因。高胰岛素血症和胰岛素抵抗预示会发生 2 型糖尿病，其与肥胖也有流行病学的相关性。高胰岛素血症与 BMI 增加有关。胰岛素敏感性和 BMI 关系密切，当 $BMI > 26.8kg/m^2$ 后，二者呈正相关。高胰岛素血症和胰岛素抵抗不仅与 BMI 有关，与腹部脂肪堆积也有联系。

现已发现人的脂肪细胞可以分泌几十种脂肪细胞因子及蛋白质因子，对全身各器官、各系统，包括脂肪组织本身，都有重要的调节功能。脂肪细胞通过其分泌的 leptin、TNF-α、IL-6 及 IL-8 的信号，可分别和内分泌神经中枢、骨骼肌、心肌及心血管内皮等细胞进行脂–脑、脂–肌及脂–心等对话，形成复杂的反馈网络。可调节下丘脑–垂体–肾上腺轴及性腺轴功能，不可调节胰岛素分泌、肌细胞胰岛素受体的敏感性，调节 GLUT-4 的表达、转位等维持糖脂代谢，调节血管内皮功能。而返回脂肪细胞的信号，特别是去甲肾上腺素、肾上腺皮质激素、胰岛素及性激素等又调控着脂肪细胞激素敏感的脂蛋白酶（LPL），通过控制脂肪组织中的脂肪 FFA 与葡萄糖在非脂肪组织代谢之间的平衡，维持体重与能量的平衡。

（二）中医学认识

1. 先天因素

先天痰湿体质、湿热体质、气虚体质、气郁体质、瘀血体质等都容易形成肥胖病，痰湿体质患者多易出现脾虚多湿证。《灵枢·逆顺肥瘦》中说："广肩腋，项肉薄，厚皮而黑色，唇临临然，其血黑以浊，其气涩以迟。"这是对肥胖者多瘀的最早记载。瘀血体质，因体内气血运行不畅，可引起身体外在变化。

2. 饮食因素

《素问·奇病论篇》曰："有病口甘者，病名为何？何以得之？岐伯曰：

此五气之溢也，名曰脾瘅。夫五味入口，藏于胃，脾为之行其精气，津液在脾，故令人口甘也。此肥美之所发也。此人必数食甘美而多肥也，肥者令人内热，甘者令人中满，故其气上溢，转为消渴。"消渴多由于饮食不节，嗜食肥甘，气机运行受阻，血行不畅，可为痰为湿，上述病理变化最终可导致肥胖。

3. 情志因素

《灵枢·五变》曰："怒则气上逆，胸中蓄积，血气逆留，髋皮充肌，血脉不行，转而为热，热则消肌肤，故为消瘅。"《临证指南医案·消渴》曰："心境愁郁，内火自燃，乃消证大病。"长期过度的精神刺激或者郁怒，五志过极，如郁怒伤肝，肝气郁结，则气机运行不畅，致使气机郁结，久郁化火，火热炽盛，可上灼肺津，中灼胃液，下损肾阴，发为消渴。

二、临床诊断

（一）辨病诊断

1. 诊断要点

（1）有糖尿病症状，随机血糖≥11.1mmol/L 或空腹血糖＞7.0mmol/L 可确诊。

（2）有糖尿病症状，OGTT 试验 2 小时后血糖≥11.1mmol/L 可确诊。

（3）如无症状，除上述 2 项标准外，还需改日重复检查，2 次随机血糖≥11.1mmol/L 或空腹血糖＞7.0mmol/L 可确诊。

2. 相关检查

（1）血糖　正常范围为 3.9~6.1mmol/L，无症状者诊断糖尿病需要两次异常血糖值。可疑者需做 OGTT 试验。

（2）尿糖　常为阳性。血糖浓度超过肾糖阈（160~180mg/dl）时尿糖阳性。肾糖阈增高时即使血糖达到糖尿病诊断，但呈阴性。因此，尿糖测定不作为诊断标准。

（3）尿酮体　酮症或酮症酸中毒时尿酮体阳性或强阳性。

（4）糖基化血红蛋白　是葡萄糖与血红蛋白非酶促反应结合的产物，反应不可逆，糖基化血红蛋白水平稳定，可反映取血前 3 个月的平均血糖水平。是判断血糖控制状态最有价值的指标。

（5）糖化血清蛋白　是血糖与人血白蛋白非酶促反应结合的产物，可反映取血前 1~3 周的平均血糖水平。

（6）血清胰岛素和 C 肽　反映胰岛 B 细胞的储备功能。主要用于糖尿病的诊断及分型。1 型糖尿病患者在葡萄糖负荷后血糖上升很高，而胰岛素的分泌很少；2 型糖尿病患者在葡萄糖负荷后，胰岛素的分泌曲线呈不同程度地提高。但与血糖的升高不成比例。其测定结果易受外源性胰岛素干扰。血清 C 肽可以反映胰岛 B 细胞生成和分泌胰岛素的能力，特别是糖尿病患者在接受胰岛素治疗时更能精确地判断 B 细胞分泌胰岛素的能力。因此，较之血浆胰岛素检查，C 肽能更准确地反映胰岛 B 细胞的生成和分泌胰岛素的能力。

（7）血脂　血脂是人体所必需的，但高脂血症时易发生动脉硬化，有些患者为了使血糖降低，食用较多的脂肪食物，危害性较大。主要表现为高脂血症和高脂蛋白血症，尤以肥胖的患者为多。生化分析可发现高胆固醇血症、高甘油三酯血症及高密度脂蛋白降低、低密度脂蛋白升高。

（8）血清酮体　糖尿病患者并发酮症或酮症酸中毒时出现血清酮体升高。

（9）血液流变学　可作为糖尿病诊断、治疗、疗效观察的指标之一。糖尿病患者可以出现全血黏度增高（包括高切黏度及低切黏度）、血浆及血清黏度增加、红细胞电泳时间延长、血小板黏附性增强及聚集性升高。

（10）血乳酸　糖尿病乳酸中毒（DLA）、糖尿病非酮性高渗综合征（DNHS）、糖尿病酮症酸中毒（DKA）是糖尿病患者有可能发生的三种急性并发症。10%~15%DKA和DNHS患者都同时有DLA。老年及重症糖尿病患者，特别是肝肾功能不全，加之降糖药使用过多，可使血中乳酸增加。

（11）免疫指标　胰岛细胞抗体（ICA），胰岛素自身抗体（IAA）和谷氨酸脱羧酶（GAD）抗体是1型糖尿病体液免疫异常的三项重要指标，其中以GAD抗体阳性率高，持续时间长，对1型糖尿病的诊断价值大。在1型糖尿病的一级亲属中也有一定的阳性率，有预测1型糖尿病的意义。

（二）辨证诊断

1. 湿热内蕴证

临床证候：形体肥胖，肌肤烦痒，口干口苦，多食易饥，尿频尿黄，大便溏泄，口有秽气，多梦寐差，舌体胖大，苔浊腻而黄，脉濡数。

辨证要点：肌肤烦痒，口干口苦，多食易饥，舌体胖大，苔浊腻而黄，脉濡数。

2. 湿郁痰滞证

临床证候：形体臃肿，体倦神疲，睡中鼾声如雷，夜多惊梦，小便浑浊，大便溏，舌体胖大，边有齿痕，苔白腻或黄腻，脉濡滑或滑实有力。

辨证要点：体倦神疲，舌体胖大，边有齿痕，苔白腻或黄腻，脉濡滑或滑实有力。

3. 痰瘀交阻证

临床证候：形体肥胖，四肢懈惰，月经延期或数月一至，月经量少色紫暗，口干口渴，多食易饥，少腹疼痛，舌体胖大，边有紫斑，苔白厚腻，脉滑实有力，或小弦细涩。

辨证要点：四肢懈惰，口干口渴，多食易饥，舌体胖大，边有紫斑，苔白厚腻，脉滑实有力，或小弦细涩。

4. 气虚痰凝证

临床证候：形体肥胖，大腹便便，少气懒言，动则气促，自汗渗泄，肢体懈惰，便易溏薄，舌体胖大，边有齿痕，苔浊腻，脉濡滑。

辨证要点：少气懒言，动则气促，

自汗，舌体胖大，边有齿痕，舌苔浊腻，脉濡滑。

5. 瘀血阻滞证

临床证候：形体肥胖，口干尿频，面色晦暗，肢体麻木或刺痛，入夜尤甚，或肌肤甲错，唇紫不华，舌质暗有瘀斑，苔薄或少，脉弦或沉涩或结代。

辨证要点：口干尿频，肢体麻木或刺痛，入夜尤甚，舌质暗有瘀斑，苔薄或少，脉弦或沉涩或结代。

三、鉴别诊断

1. 口渴症

口渴饮水是口渴症的一个临床症状，也可出现于多种疾病过程中，尤以外感热病多见。但不伴有多食、多尿、消瘦等消渴病特点。

2. 瘿病

瘿病之气郁化火证、阴虚火旺证以情绪激动，多食易饥，形体日渐消瘦，心悸，眼突，颈部一侧或两侧肿大为特征。其中的多食易饥、消瘦类似消渴的"中消"，但眼球突出，颈前瘿肿有形则与消渴有别，且无消渴的多饮、多尿等症。

四、临床治疗

（一）提高临床疗效的要素

治疗与肥胖相关的 2 型糖尿病首先要具备良好的饮食控制和健康的生活方式。同时积极控制体重，尽量避免并发症的发生。使患者掌握糖尿病防治的基本知识并能进行自我监测和护理，提高生活质量。强调合理的饮食和体育锻炼，是防治肥胖的有力措施。治疗原则是早期治疗、长期治疗、综合治疗、治疗措施个体化。临证时中西医并举，发挥辨病与辨证相结合的优势，是提高临床疗效的关键要素。

（二）辨病治疗

国际糖尿病联盟提出了糖尿病治疗的 5 个要点：营养治疗、运动疗法、血糖监测、药物治疗和糖尿病教育。近年来循证医学的发展促进了糖尿病治疗观念上的进步。糖尿病控制及并发症研究和英国前瞻性糖尿病研究共同的研究结果首次证实了控制血糖可减少糖尿病微血管病变的发生。控制血糖及防止并发症的发生发展是治疗糖尿病的目标。因此除积极控制高血糖外，还应积极控制体重，纠正脂代谢紊乱，严格控制血压，抗血小板治疗和纠正不良生活方式等。

1. 糖尿病教育

自 20 世纪 90 年代以来，医护工作从以疾病为中心向以患者为中心转变。良好的健康教育可充分调动患者的主观能动性，使患者积极配合治疗，规律使用降血糖药物，合理运动，长期坚持下去。

2. 运动疗法

患者应进行有规律的运动。根据患者的年龄、性别、体力等不同条件，循序渐进地增加运动量。对于 2 型糖尿病患者，适当的运动有利于减轻体重，提高胰岛素敏感性。但若患者伴有心、脑血管疾病或严重微血管病变，应按具体情况分析处理。

3. 血糖监测

定期监测血糖，建议患者使用便携式血糖计进行自我监测。每 3~6 个月定期复查糖化血红蛋白，观察血糖的总体控制情况，及时调整治疗方案。每年进行 1~2 次的全面复查，尽早发现有关并发症，给予相应治疗。

4. 药物治疗

肥胖与 2 型糖尿病之间关系密切，部分降糖药物有一定的减重作用，在伴有肥胖的 2 型糖尿病患者的治疗中可选用以下药物。

（1）二甲双胍　许多研究证实，二甲双胍能使肥胖的 2 型糖尿病患者体重得到不同程度的减轻。二甲双胍的作用机制主要为增加周围组织胰岛素的敏感性，促进外周组织对葡萄糖的摄取，抑制肝脏的糖异生和糖原分解，减少肝糖输出。该药的不良反应是腹泻、腹胀、恶心、食欲减退等，此外二甲双胍的一大优点是对血糖正常的患者并无明显的降血糖作用，即正常人服用二甲双胍不会导致低血糖反应。因此二甲双胍可以用于严重肥胖的青少年，推荐 12 岁以上肥胖的 2 型糖尿病患者或严重肥胖患者使用。

（2）α- 葡萄糖苷酶抑制剂　可作为 2 型糖尿病的第一线药物，尤其适用于空腹血糖正常而餐后血糖明显升高者。此药可单独应用，也可与磺脲类或双胍类药物合用，还可与胰岛素合用。代表性药物有阿卡波糖，其通过竞争性抑制小肠上皮细胞刷状缘上的 α- 葡萄糖苷酶活性从而降低多糖的分解，延缓餐后肠道对葡萄糖的吸收，有显著降低餐后血糖的作用。阿卡波糖还可减轻餐后血糖过高对胰岛 B 细胞的刺激，增加胰岛素敏感性，改善胰岛素抵抗。

（3）格列奈类药物　此类药物也作用在胰岛 B 细胞膜上的 ATP 敏感钾离子通道，但结合位点与磺脲类药物不同，是一类快速作用的胰岛素促分泌剂，可改善早相胰岛素分泌，主要用于控制餐后高血糖。适用于 2 型糖尿病早期餐后高血糖阶段或以餐后高血糖为主的老年患者。可与二甲双胍、胰岛素增敏剂等联合使用。禁忌证和适应证与磺脲类药物相同。于餐前或进餐时口服。①瑞格列奈：为苯甲酸衍生物，常用剂量为每次 0.5~4mg。②那格列奈：常用剂量为每次 60~120mg。

（4）胰高糖素样肽-1 类似物（GLP-1）和 DPP- Ⅳ 抑制剂　新型的降糖药，尤其适用于伴有肥胖的 2 型糖尿病。GLP-1 包括利拉鲁肽、贝纳鲁肽和艾塞那肽。DPP- Ⅳ 抑制剂有西格列汀、沙格列汀、阿格列汀、维格列汀及利格列汀等。

（5）磺脲类口服降糖药及胰岛素　这两类降糖药物不是伴有肥胖的 2 型糖尿病患者的首选，只有当上述药物效果不佳或存在用药禁忌证时，方可选用。

（三）辨证治疗

1. 辨证论治

（1）湿热内蕴证

治法：清化湿热，泌别清浊。

方药：清热渗湿汤加减（《赤水玄珠》）。清热渗湿汤由黄连、茯苓、泽泻各3g，黄柏（盐水炒）6g，苍术、白术各4.5g，甘草1.5g组成。

（2）湿郁痰滞证

治法：化湿涤痰。

方药：涤痰丸合茯苓丸加减（《奇效良方》）。涤痰丸由半夏7.5g，枳实6g，茯苓（去皮）6g，橘红4.5g，石菖蒲、人参各3g，竹茹2g，甘草1.5g组成。茯苓丸由茯苓30g，枳壳（麸炒，去瓤）15g，半夏60g，风化朴硝0.3g组成。

加减：两臂酸痛或肢体麻木较甚者可加入桂枝、姜黄、鸡血藤等活血通络之品；手臂抽掣者可酌加全蝎、僵蚕以息风止痉；咯痰稠黏者可酌加海浮石、瓜蒌以润燥化痰。

（3）痰瘀交阻证

治法：涤痰疏瘀。

方药：茯苓丸合桃仁散加减。茯苓丸由茯苓30g，枳壳（麸炒，去瓤）15g，半夏60g，风化朴硝0.3g组成。桃仁散（《太平圣惠方》）由桃仁9g，萆薢9g，橘核9g，木香9g，木通9g，高良姜9g，红花6g，延胡索12g，川楝子15g，小茴香4g组成。

2. 外治疗法

（1）腹部推拿　适用于腹型肥胖的消渴患者。选取中脘、气海、关元、脾俞、胃俞、足三里、肝俞、肾俞等穴。以一指禅推法为主，辅以揉法、按法。扶脾抑胃、化痰消脂。运腹通经可有效改善胰岛素抵抗，治以疏肝理气、温补肾经。

（2）针刺疗法　适用于湿郁痰滞型消渴患者。选取中脘、丰隆、足三里、阴陵泉、肺俞、肝俞等穴。以泻法为主。功能祛湿化痰、行郁导滞。研究表明，择时施针是针刺治疗糖尿病的一大特色。可选择胰岛素分泌高峰时针刺治疗，如空腹及餐后2小时血糖浓度下降明显的时间段。

（3）穴位电脉冲　适用于伴有肥胖的消渴患者。可选用涌泉、中脘、足三里以脉冲低频电刺激治疗。也可选用胰俞、膈俞、肺俞、脾俞以电脉冲刺激法治疗，疗效确切。该法简便易行、费用低、无毒副作用，值得推广、研究。

（4）灸法　取气海、关元、三阴交、阴陵泉、太溪、肾俞、命门、脾俞、中极、复溜、足三里穴，每穴灸治5~10壮，每次选用6个穴，以上各穴交替使用。每天1次，15天为1个疗程。还可选用背部俞穴、腹部募穴施以艾灸或隔姜灸。

（5）中药穴位贴敷　可清胃邪热，益气养阴。石膏20g，知母15g，生地黄20g，党参10g，炙甘草10g，玄参15g，天花粉20g，黄连15g。上药研末，分5等份，取神阙穴贴敷。

3. 成药应用

（1）六味地黄丸　功能滋阴补肾。

适用于糖尿病偏肾阴亏虚的患者。药物组成为熟地黄、山茱萸、干山药、牡丹皮、茯苓、泽泻。每次 6g，每日 3 次。

（2）金匮肾气丸 功能温补肾阳，化气行水。适用于糖尿病偏肾阳亏虚的患者。由地黄、山药、山茱萸（酒炙）、茯苓、牡丹皮、泽泻、桂枝、附子（制）组成，辅料为蜂蜜。每次 6g，每日 3 次。

（3）消渴丸 功能滋肾养阴，益气生津。适用于糖尿病气阴两虚的患者。由葛根、生地黄、黄芪、天花粉、玉米须、五味子、山药组成。每次 5~10 丸，每日 2~3 次。因其含有磺脲类降糖药物格列本脲，故应在医生具体指导下使用。

（4）糖脉康颗粒 功能养阴清热，活血化瘀，益气固肾。适用于糖尿病气阴两虚血瘀的患者。由黄芪、生地黄、赤芍、葛根、桑叶、淫羊藿组成。每次 1 包，每日 3 次。

（5）参芪降糖颗粒 功能益气养阴，滋脾补肾。适用于糖尿病气阴两虚兼血瘀证的患者。由人参（茎叶）皂苷、五味子、黄芪、山药、地黄、覆盆子、麦冬、茯苓、天花粉、泽泻、枸杞子组成。每次 1 包，每日 3 次。

（6）消渴清颗粒 功能滋阴清热，活血化瘀。适用于 2 型糖尿病阴虚热盛夹血瘀证的患者。由知母、苍术、黄连、蒲黄、地锦草组成。每次 1 包，每日 3 次，温水冲服。

4. 单方验方

（1）生黄芪 30g，党参、麦冬、茯苓、桑螵蛸、远志、五味子各 10g，玄参、绿豆衣、天花粉、生地黄、山茱萸各 12g，何首乌 15g，怀山药 18g，乌梅肉 10g。适用于气阴两虚型消渴。

（2）猪肚 1 个，黄连、炒小麦各 150g，天花粉、茯苓各 120g。为末，入猪肚内缝好，蒸极烂，捣为丸，如梧桐子大，每服 70 丸，米汤送下。功能清热养阴，生津止渴。

（3）黑豆、麦麸各 500g，为末，做团，蒸熟，分 3 次食之，每日 1 次。

（四）医家诊疗经验

1. 施今墨

施今墨提出消渴以虚证、热证为多，实证、寒证较少，尤以虚热之证最为常见。治虚热证惯用白芍、五味子、生地黄、麦冬、元参、乌梅等药。消渴之渴饮无度，为伤阴之象，惯用增液汤合生脉饮加石斛等药。饮一溲二多为肾阴亏损之证，宜用汁多腻补之品，如黄精、玉竹、山茱萸、枸杞子、肉苁蓉、菟丝子、续断、熟地黄之类。至于补肾阳之药，如巴戟天、补骨脂、干姜、附片等慎勿轻用。但属于阴寒证者，则用肉桂、附片、青蛾丸等，方能奏效。然必须辨证准确，用之适当，本病属于阴寒之病例较少。

2. 祝谌予

祝谌予提出脾气虚弱，健运失司，无力运化输布饮食精微各归其所（脾不散精），精微蓄积过多而为浊（糖浊、脂浊），治宜健脾补气，治本降浊，化瘀活血。他认为糖尿病患者多虚，补虚以脾肾为主；糖尿病多瘀，活血化瘀当分轻重；糖尿病多并发症，应辨病与辨证结合论治。中西医结合，各取所长，坚持饮食疗法。根据病理解剖学以及历代中医学理论依据，首次提出糖尿病的血瘀理论，将活血化瘀法治疗糖尿病应用于临床，以中医理论指导辨证论治，自拟"降糖活血方"（生黄芪、生地黄、苍术、玄参、丹参、葛根、广木香、当归、川芎、赤芍、益母草），并以此为主方随证加减治疗血瘀证的糖尿病患者。祝谌予把握气阴两伤、脾肾俱亏、络脉瘀阻之基本病机，以益气养阴、培补脾肾、活血化瘀为治疗大法，提出了7个证型（阴虚型、阴虚火旺型、气阴两虚型、气阴两虚火旺型、阴阳两虚型、阴阳两虚火旺型、血瘀阻滞型）及其治则、治法和代表方药，并认为血瘀证可存在于临床各型之中。

3. 吕仁和

根据消渴发生、发展的规律将消渴分为三期，各期又分为不同证型进行治疗。

1期：消渴隐匿期。消渴隐匿期并不等于是消渴，但有可能成为消渴。该期主要病机特点是"阴虚"，可表现为阴虚肝旺、阴虚阳亢、气阴两虚的证型。此期患者多形体肥胖，有时有口甜症状，但因尚未化热，所以无典型消渴表现。此期分3型治疗：阴虚肝旺型治宜养阴柔肝、行气清热，药用生地黄、玄参、麦冬、赤芍、白芍、何首乌、丹

参、枳壳、黄连、栀子等；阴虚阳亢型治宜滋阴潜阳，少佐清热之品，药用生地黄、玄参、麦冬、何首乌、生石决明、珍珠母、怀牛膝、黄芩、黄柏、葛根、天花粉等，若血压高于180mmHg者可加适量降压药；气阴两虚型治宜益气养阴，活血清热，药用沙参、黄精、生地黄、赤芍、地骨皮、首乌藤、黄连等。

2期：消渴期。该期即《黄帝内经》中所谓"消渴"。此期为消渴，但未出现并发症，其特征是"阴虚化热"。多为患者在1期基础上不忌甘美饮食、体重持续肥胖逐渐发展而成。复因情志不舒，肝气郁结，或外邪侵袭，或过食辛辣燥热之品，或劳累过度等致化热化燥伤阴，持续耗气伤正转化而来。本期常见症状有怕热喜凉、疲乏无力、多饮、多尿、舌红苔黄、脉数。此期分型治疗如下：阴虚燥热型治宜滋阴润燥，生津清热，药用沙参、生地黄、玄参、玉竹、枸杞子、石斛、生石膏、知母、大黄等；肝郁化热型治宜疏肝清热，药用醋柴胡、赤芍、白芍、枳壳、枳实、厚朴、黄芩、黄连、葛根、天花粉、玄参、生大黄等；胃肠结热型治宜清疏胃肠，兼顾气阴，药用柴胡、赤芍、白芍、黄芩、黄连、枳壳、大黄、厚朴、玉竹、玄参、生地黄等；肺胃实热型治以清泄实热，生津止渴，药用沙参、麦冬、天冬、生石膏、寒水石、葛根、天花粉、生大黄、玄明粉等；湿热困脾型治以清化湿热，理气健脾，药用黄芩、

黄连、苍术、生甘草、番泻叶，若有黄疸出现，加茵陈蒿、栀子、大黄；肺热化毒型治宜清宣肺气，生津解毒，药用桑白皮、黄芩、桃仁、杏仁、桔梗、沙参、葛根、天花粉、黄连、金银花、连翘、鱼腥草、生甘草等；气阴虚损，经脉失养型治宜益气养阴，通经活血，药用黄精、生地黄、山茱萸、猪苓、泽泻、丹参、鸡血藤、黄连等。

3 期：消渴并发症期。此期特征是气血逆流，血脉不活，经脉瘀阻，可逐渐出现皮肤、肌肉、脉、筋、骨、五脏、六腑、奇恒之腑的急慢性病变。

吕仁和在临床上将急性病变分为轻、中、重三度，对慢性病变分为早、中、晚三期。早期各脏功能尚可代偿，主要病机为气阴两伤，经脉不畅，血脉不活，脉络瘀阻；中期为功能失代偿期，主要病机为痰气瘀阻，经脉不活，阴损及阳；晚期则脏器功能严重受损，肢体残废，甚至危及生命。其主要病机为气血逆乱，血脉不行，气血阴阳俱伤，痰湿瘀郁互结，对于各期并发症的治疗应根据并发症的种类、多少、轻重等具体情况因人施治。

4. 吕靖中

吕靖中提出在糖尿病初期阴虚燥热证明显之时，适时加用健脾益气之品，可加强滋阴降火之药疗效，防止滋腻药滞脾、寒凉药伤脾之弊。随着病情进展，阴损及气，常出现明显的脾胃气虚或气阴两虚之象，如疲倦乏力、心悸气短、自汗、纳差、肢体痿软、便干或便

溏、脉虚无力等，此时当以治脾为主。选用七味白术散或参苓白术散加味，气阴两虚者选用生脉增液汤或玉液汤加味，伴有阳虚者配用附子理中汤。糖尿病脾胃气虚日久，瘀血阻滞脉络，导致出现多种并发症，健脾益气、活血化瘀为其常用治法，临证选用桃仁四物汤、血府逐瘀汤等。

五、预防调护

1. 教育

采用普遍性健康教育与个别针对性教育相结合的方式，帮助患者重新认识肥胖，控制肥胖，逐渐减轻体重，提高生活质量。让患者明确肥胖和糖尿病是可控制但难根治的慢性病，逐渐帮助患者树立战胜病魔的信心，医患齐心协力共同战斗。

2. 心理

心理因素对肥胖 2 型糖尿病患者的防治有重要作用。乐观向上而稳定的情绪有利于维持患者身体内环境的稳定，而焦虑紧张的情绪会引起患者身体内环境代谢紊乱，从而引起一些应激激素的分泌，拮抗胰岛素。还会引起血糖升高，使病情加重。因此对于肥胖 2 型糖尿病患者，在日常生活中应该具有坚定的信念，保持良好的精神状态，谨遵医嘱，通过心理治疗和自我暗示，可达到有效控病防病的目的。

3. 运动

对于伴有肥胖的 2 型糖尿病患者，应该以有氧运动为主，并辅以力量运

动。有氧运动如散步、骑自行车、慢跑、游泳、体操、太极拳、跳舞等。有研究报道餐后90分钟进行运动降糖效果最好。由于运动对降糖的效果是显著的，因此对于糖尿病患者，在运动中应该注意采取一些防止低血糖发生的措施，了解发生低血糖后的补救措施，以保证生命安全。

4. 饮食

饮食对糖尿病患者的病情控制至关重要。严格来讲，每个糖尿病患者尤其是伴有肥胖的2型糖尿病患者，应该根据其年龄、性别、体重、职业等计算出每日所需的总热量。降低脂质和胆固醇的摄入是饮食健康的基础。一般认为，合适的饮食中总脂肪的摄入不能超过总热量摄入的30%，而总热量中由饱和脂肪酸提供的热量不超过10%，胆固醇的摄入应降低至每天少于300mg。长期的体重控制在于建立健康的饮食习惯。但对于特殊人群，如儿童、孕妇、哺乳期女性、营养不良并伴有消耗性疾病的患者应酌情增加食物的摄取量，肥胖者酌情减少，使体重逐渐恢复至理想体重。

5. 监测

每位患者都应建立自己的血糖监测日记，血糖监测日记的内容如下。

（1）自测血糖、尿糖或HbAlc的日期、时间和结果数据。

（2）注射胰岛素或服口服降糖药的时间、种类和剂量。

（3）任何影响血糖的因素，如进食情况、运动量、生病情况等。

（4）低血糖症状出现的时间，与药物、进食或运动的关系，低血糖症状表现等。

六、专方选要

1. 参芎荷叶汤

药物组成为党参15g、川芎10g、荷叶10g、丹参15g、白术15g、茯苓15g、法半夏10g、泽兰15g、葛根15g、鬼箭羽10g，并在此方基础上辨证加减（气虚明显者，加黄芪；口渴甚者，加天花粉、生地黄；下肢肿明显者，加泽兰、玉米须；食少腹胀者，加砂仁、鸡内金），每日1剂，煎成汤剂，早晚次温服。[张利宁. 观察参芎荷叶汤对肥胖2型糖尿病气虚痰瘀证的治疗效果. 中国医药指南，2017，15（22）：190–191.]

2. 三消汤

黄芪汤合知柏地黄汤加减（三消汤）。药物组成为天花粉、葛根、生地黄（或熟地黄）、玄参、丹参、山药各15~30g，生石膏、黄芪各15~50g，苍术、黄柏、知母、泽泻、麦冬、五味子各10~20g。[李春深. 偏方·秘方·验方. 天津：天津科学技术出版社，2020.]

主要参考文献

[1]仝小林. 糖尿病中医防治指南解读［M］. 北京：中国中医药出版社. 2009.

[2]陈仁寿. 新编临床中成药学［M］. 北京：科学出版社，2012.

[3] 陈家伦. 临床内分泌学 [M]. 上海:
    上海科学技术出版社, 2011.
[4] 官滨斌, 刘礼斌. 内质网应激与 2 型
    糖尿病发病机制的关系 [J]. 海峡药
    学, 2012, 24 (11): 5-7.
[5] 陈永荣, 钟凯龙, 洪浩. 补气活血颗
    粒对链脲霉素诱导的 1 型糖尿病小鼠
    糖脂代谢的影响 [J]. 中国临床药理学
    与治疗学, 2015, 20 (4): 409-501.

第三节　高血压与肥胖

正常人的血压随内外环境的变化,
在一定范围内波动。在未使用降压药物
的情况下, 非同日 3 次测量诊室血压,
收缩压 ≥ 140mmHg 和（或）舒张压
≥ 90mmHg 称为高血压。患者既往有
高血压病史, 目前正在使用降压药物,
血压虽然低于 140/90mmHg, 亦可诊断
为高血压。本节主要论述和肥胖相关的
高血压。

高血压在中国古代医籍中, 根据其
发生的特点, 常将其分类到"冒眩""风
眩""脉胀"等范畴。

一、病因病机

（一）西医学认识

1. 肥胖是高血压的直接致病因素

肥胖者多同时伴有高血压, 肥胖是
高血压的独立及首要危险因素, BMI 的
增加是造成男性高血压及部分女性高血
压患者的重要危险因素。肥胖也是某些
临界疾病的危险因素。

2. 多种内分泌因子的相关作用

肥胖的主要特征是脂肪组织过度增
生。脂肪组织不仅是能量储存器官, 还
是一个内分泌器官, 能通过分泌多种
脂肪因子参与人体代谢过程。神经肽 Y
（NPY）、生长素、抵抗素、内脂素等是
治疗肥胖相关的靶点。如生长素由胃和
下丘脑神经元产生, 进食前浓度较高而
进食后水平下降。生长素能降低交感神
经系统（SNS）活性, 激活内皮合酶促
进内皮分泌调节血压。肥胖者生长素水
平下降, 可解除对 SNS 的抑制, 引起
血压升高。

3. 胰岛素抵抗（IR）及代谢综合征（MetS）

IR 是 MetS 的核心因素之一, 高
血压常合并多种代谢物质异常。肥胖
是 IR 发生发展的危险因素之一。腹型
肥胖与 IR 呈正相关。高胰岛素血症可
能是肥胖与高血压之间联系的桥梁, 引
起高血压的机制可能有改变血管内皮结
构, 影响血管内皮功能、促进远端肾小
管重吸收、影响细胞膜内外钙离子转运、
刺激小动脉平滑肌增生和心肌细胞增生。

（二）中医学认识

高血压根据症状学分析多属"冒
眩""眩晕""中风""脉胀"等范畴。
其发病原因中实证常包括内风、阳亢、
内湿、痰浊、内火、血瘀; 虚证常包括
阴虚、气虚、血虚、阳虚等。《丹溪心
法》曰:"无痰不眩, 无火不晕。"认为
痰与火是引起本病的主要原因。而肥胖

的病因也多与痰、火相关。

1. 情志失调

如长期精神紧张或恼怒忧思，可使肝气内郁，郁久化火，耗伤肝阴，阴不敛阳，阳气偏亢，导致高血压。

2. 饮食失节

过食肥甘厚味，或饮酒过度以致湿浊内生，湿浊久蕴化热，热又能灼津成痰，痰浊阻塞脉络，而发本病。

3. 内伤虚损

如劳伤过度，或年老肾亏者，由于肾阴不足，肝失所养，肝阳偏亢，内风易动，易发本病。

二、临床诊断

（一）辨病诊断

高血压相关的肥胖病应同时符合高血压和肥胖病的诊断标准，其中肥胖病的诊断标准参考单纯性肥胖章节。

1. 诊断要点

肥胖病患者因其臂围大于常人，

故更应注意血压的准确测量。除常规的测量要求外，选择合适尺寸的袖带是关键。上臂臂围 27~34cm 者，选择 13cm×30cm 的袖带；臂围 35~44cm 者，选择 16cm×38cm 的袖带；臂围 45~52cm 者，选择 20cm×42cm 的袖带。

目前国内高血压的诊断标准采用《中国高血压防治指南（2023年版）》建议的标准（表16-1）。

2. 相关检查

（1）血常规　红细胞和血红蛋白一般无异常，但急进型高血压可有 Coombs 试验阴性和微血管病性溶血性贫血，伴畸形红细胞。血红蛋白高者血液黏度增加，易有血栓形成（包括脑梗死）和左心室肥大。

（2）尿常规及肾功能检查　可为阴性或有少量蛋白和红细胞。急进型高血压患者尿中常有大量蛋白、红细胞和管型。肾功能减退时常有大量蛋白、红细胞和管型。肾功能减退时尿比重低而固定，酚红排泄率减低，血中肌酐和尿素

表 16-1　血压水平分类和定义

类　别	收缩压（mmHg）	舒张压（mmHg）
正常血压	＜120	＜80
正常高值	120~139	80~89
高血压	≥140	≥90
1级高血压（轻度）	140~159	90~99
2级高血压（中度）	160~179	100~109
3级高血压（重度）	≥180	≥110
单纯收缩期高血压	≥140	＜90

氮增高，尿素或内生肌酐清除率低于正常值。

（3）X线检查　左心室肥厚扩大，主动脉增宽、延长和扭曲，心影可呈主动脉型改变，左心功能不全时可见肺淤血征象。

（4）心电图检查　左心室肥厚，心律失常，左右束支传导阻滞。并发冠心病、心绞痛或心肌梗死的患者可出现相应心电图改变。

（5）眼底检查　可见视网膜动脉痉挛和（或）硬化，严重时眼底出血及渗出，视盘水肿。

（二）辨证诊断

1.痰湿中阻证

临床证候：肥胖，头晕如蒙，头重如裹，胸脘痞闷，恶心欲吐，纳呆，便溏不爽，舌胖色淡，苔厚腻，脉弦滑。

辨证要点：头晕如蒙，头重如裹，便溏不爽，舌胖色淡，苔厚腻，脉弦滑。

2.气滞血瘀证

临床证候：肥胖，肌肤甲错，头胀痛，胸闷痛，口唇紫暗，舌暗，脉涩或结或代。

辨证要点：头胀痛，胸闷痛，口唇紫暗，舌暗，脉涩或结或代。

3.肝肾阴虚证

临床证候：肥胖，头晕眼花，耳鸣，眼干涩，失眠多梦，腰膝酸软，足跟痛，夜尿频，舌红少苔，脉沉细，尺弱明显。

辨证要点：头晕眼花，耳鸣，足跟痛，舌红少苔，脉沉细，尺弱明显。

4.心脾两虚证

临床证候：肥胖，头晕目眩，心悸怔忡，神疲乏力，纳差，面色白，舌胖淡，边有齿痕，苔薄，脉沉弱。

辨证要点：神疲乏力，纳差，舌胖淡，边有齿痕，苔薄，脉沉弱。

5.气虚血瘀证

临床证候：肥胖，心悸怔忡，神疲乏力，胸闷胸痛，头眩晕，舌暗淡而有齿痕，有瘀斑瘀点，脉弦涩或细涩。

辨证要点：心悸怔忡，胸闷胸痛，舌暗淡而有齿痕，有瘀斑瘀点，脉弦涩或细涩。

三、鉴别诊断

（一）西医学鉴别诊断

1.肾脏疾病

原发性高血压病与急性肾小球肾炎的鉴别点是后者有典型的发热、肉眼血尿、少尿、浮肿等临床表现，尿常规检查可见大量蛋白、红细胞和管型。这些是原发性高血压病所不具备的。慢性肾小球肾炎与原发性高血压病伴肾损害的鉴别点是后者肾损害发生于高血压病后，尿异常较轻，肾小管功能损害较肾小球功能损害更早、更重，并还常伴有心脏方面并发症。慢性肾小球肾炎有血尿、蛋白尿，并常反复发作，还多有不同程度的贫血，肾小球功能损害明显。

2.肾血管性高血压

肾动脉发育不良和肾动脉粥样硬

化均可造成肾动脉狭窄，属于肾动脉畸形。后者与原发性高血压病的鉴别点是肾血管性高血压无高血压病家族史，一般降压药物治疗效果不佳，约80%的患者在上腹部或肾区可听到血管杂音。肾动脉血管造影可显示狭窄部位和程度。肾动脉纤维瘤多见于青、中年女性，病变多见于肾动脉外2/3与分支处。肾动脉造影和分侧肾静脉肾素比值测定可确诊该病。

3. 大动脉炎

大动脉炎是指主动脉及其主要分支和肺动脉的非特异性炎性病变，致血管壁增厚，甚至某些部位血管狭窄、堵塞。该病患者发病年龄轻，女性多于男性。多表现为急进型高血压，药物治疗效果差。部分患者有低热，局部疼痛，体重下降，血常规和血沉异常，腹部可闻及收缩期血管杂音，四肢动脉搏动异常。

4. 内分泌疾病

（1）原发性醛固酮增多症 本病是因肾上腺皮质增生或肿瘤，导致人体分泌过多醛固酮入血，引起水潴留，血容量增多，钠离子引起血管反应性增强，使血压升高。临床中多见于青、中年女性。症状有饮水多、尿多、乏力或阵发性肌无力及肌麻痹的典型表现，极少出现浮肿。血生化检查见有血清钾低、钠高、尿醛固酮增多、尿钾增高、血浆肾素活性降低的特征。超声波、同位素检查和CT检查均可确认诊断。

（2）嗜铬细胞瘤 该病因肾上腺髓质或交感神经节大量分泌去甲肾上腺素和肾上腺素，引起阵发性或持续性血压增高。临床多见于年轻人，表现为剧烈头痛、心悸、出汗、面色苍白等。血压可骤然升高至（200~250）mmHg/（100~150）mmHg，发作间期血压明显下降，甚至正常，测量血液中肾上腺素或去甲肾上腺素，尿中 3-甲氧基 4-羟基苦杏仁酸，结果明显升高。依靠双肾及肾上腺超声检查、CT、核磁共振均可定位诊断。

（3）皮质醇增多症 本病由于肾上腺皮质肿瘤或因下丘脑垂体分泌过多促肾上腺皮质激素（ACTH）使肾上腺皮质增生并分泌过多皮质醇，导致水钠潴留，引起高血压病。临床以女性多见，表现为躯干肥胖、满月脸、水牛肩、腹垂悬，而四肢肌肉消瘦，多血质面容，腹部及大腿内侧有紫纹出现等。实验室检查见 24 小时尿 17-羟皮质类固醇增高，X 线检查、脑 CT 和肾上腺 CT 扫描皆有确诊价值。

（4）甲状腺功能亢进症 临床症状和血清甲状腺素 T_3、T_4 增高都可与原发性高血压病相区别。

（5）妊娠高血压综合征 本病指患者孕前无高血压，而于妊娠期（多见于妊娠 3~4 个月）、分娩期或产后 48 小时内出现高血压，或孕前已有高血压病而妊娠后血压严重增高。其临床表现为水肿严重，常超过膝部，有抽搐或昏迷，尿中蛋白明显。

（二）中医学鉴别诊断

1. 中风

中风以突然昏仆，不省人事，口眼喎斜，半身不遂，失语为主症，或见不经昏仆，仅突发口眼喎斜，肢体不遂等症状。中风昏仆与眩晕之甚者相似，眩晕之甚者亦可仆倒，但无半身不遂，不省人事，口舌喎斜之症。也有部分中风的患者，以眩晕、头痛为先兆表现。故临证当注意中风与眩晕的区别与联系。

2. 厥证

厥证以突然昏仆，不省人事，四肢厥冷为特征，发作后可在短时间内苏醒，严重者可一厥不醒而死亡。眩晕严重者也可有欲仆或眩晕仆倒的表现，但眩晕患者一般无昏迷不省人事的表现。

3. 痫病

痫病以突然仆倒，昏不知人，口吐涎沫，两目上视，四肢抽搐，口中如作猪羊叫声，移时苏醒，醒后一如常人为特征。痫病昏仆与眩晕甚者之仆倒相似，而痫病发前多有乏力、胸闷等先兆，发作日久则有神疲乏力等表现，故应与眩晕鉴别。

四、临床治疗

（一）辨证治疗

1. 辨证论治

（1）痰湿中阻证

治法：健脾益气，化痰除湿。

方药：香砂六君子汤或胃苓汤加减。香砂六君子汤由人参 3g、白术 6g、茯苓 6g、甘草 2g、陈皮 2.5g、半夏 3g、砂仁 2.5g、木香 2g 组成。再加生姜 6g，水煎服。胃苓汤由五苓散和平胃散组成，苏子、乌梅煎汤送下。

（2）气滞血瘀证

治法：行气解郁，活血化瘀。

方药：越鞠丸合桃红四物汤加减。越鞠丸由香附、川芎、苍术、栀子、神曲各 10g 组成。桃红四物汤由当归 9g、川芎 6g、白芍 9g、熟地黄 12g、桃仁 9g、红花 6g 组成。

加减：郁而化火者加黄芩、栀子、以清热泻火；脘腹胀满、刺痛者加丹参、檀香、砂仁以行气活血。

（3）肝肾阴虚证

治法：滋养肝肾，养阴填精。

方药：左归丸加减。左归丸由熟地黄 24g、山药（炒）12g、枸杞子 12g、山茱萸 12g、川牛膝（酒洗，蒸熟）9g、制菟丝子 12g、鹿角胶（敲碎，炒珠）12g、龟甲胶（切碎，炒珠）12g 组成。

加减：头晕眼花者加菊花、石斛以清肝明目；腰脊酸甚者加杜仲、续断以益肾壮腰；夜晚失眠者加知母、茯神、酸枣仁、五味子以清热滋肾，养肝宁心；五心烦热者加牡丹皮、地骨皮、黄柏以滋阴凉血清热。

（4）心脾两虚证

治法：补养气血，健运脾胃。

方药：归脾汤加减。归脾汤由白

术、当归、茯苓、黄芪（炒）、远志、龙眼肉、酸枣仁（炒）各3g，人参6g，木香1.5g，炙甘草10g组成。

加减：气虚自汗者重用黄芪，加防风、浮小麦以固表敛汗；气虚湿盛，便溏或泄泻者则炒用当归，加薏苡仁、泽泻、炒扁豆以渗湿止泻；畏寒肢冷，腹中冷痛者加桂枝、干姜以温阳散寒。

（5）气虚血瘀证

治法：益气活血，扶正祛邪。

方药：补阳还五汤加减。补阳还五汤由黄芪（生）120g，当归尾6g，赤芍5g，地龙（去土）、川芎、红花、桃仁各3g组成。

加减：气虚明显者加党参、太子参以加强补气；畏寒肢冷，感寒加重者加附子、桂枝以温经活血。

2. 外治疗法

（1）针灸疗法 适用于高血压伴肥胖，取百会、曲池、合谷、太冲、三阴交、神阙、涌泉穴。先刺百会，得气后隔姜灸神阙，最后刺涌泉、曲池、合谷、太冲、三阴交穴，每次60分钟，10次为1个疗程，治疗10个疗程。

（2）穴位贴敷法 ①取吴茱萸2g，研成细末，用白醋适量，调成糊状。晚上睡觉前洗净双足，将事先调好的药糊敷于两足涌泉穴（敷药面积如1分硬币大小），胶布固定，第2天早晨起床后除去。每天1次，1个月为1个疗程。②取牡丹花、梧桐叶各2g，研成细末，用麻油适量调成糊状。使用时将药糊敷于曲池、足三里和血海穴，敷药面积如

1分硬币大小，胶布固定。每天1次，1个月为1个疗程。

（3）药枕法 取杭菊1200g，川芎500g，白芷、牡丹皮各250g。将上药晒干，装入棉布料做成的枕袋内，缝好袋口。于晚上睡觉时枕用，每个药枕可用6~12个月。

3. 成药应用

（1）复方罗布麻片 中西医结合制剂，具有镇静安神，降压的功效。主要成分为罗布麻叶、野菊花、汉防己、硫酸双肼屈嗪、维生素B_1等。口服，1次2片，1日1次。

（2）珍菊降压片 中西医结合制剂，对于肝肾不足型与肝阳上亢型高血压患者疗效较好。主要成分为野菊花膏粉、珍珠层粉、盐酸可乐定、氢氯噻嗪、芦丁。口服，1次3~4片，1日3次。

（3）杜仲降压片 平肝息风。多用于年老肾虚肝旺之高血压患者。主要成分为杜仲（炒）、益母草、夏枯草、黄芩、钩藤。口服，1次5片，1日3次。

（4）松龄血脉康胶囊 具有降压降脂，降低血黏度，抗血小板聚集，防止动脉粥样硬化、血栓形成，扩张冠状动脉的作用。主要成分为鲜松叶、葛根、珍珠层粉。口服，1次3粒，1日3次。

（5）乐脉颗粒 行气活血，养血通脉，化瘀止痛。用于气滞血瘀造成的胸痛、胸闷、气短、心悸、头痛、眩晕、肢冷麻木等症。主要成分为丹参、川芎、赤芍、红花、香附、木香、山楂。口服，每次1~2包，1日3次。

4.单方验方

（1）建瓴汤　怀山药、怀牛膝各30g，代赭石25g，生龙骨、生牡蛎、生地黄各20g，生白芍、柏子仁各15g，生甘草3g。舌苔黄，脉数有力者加黄芩；阳明实热便秘者加大黄；头痛、头晕甚者加菊花、钩藤、天麻、龙胆草；夜不能眠，心悸气虚者加太子参、黄芪、首乌藤、酸枣仁；心绞痛者加三七、延胡索；血脂高者加泽泻、槐花；肝肾虚者加淫羊藿、桑椹、肉桂、泽泻；脑血栓形成者加用补阳还五汤或地黄饮子。水煎服，每天1剂，每个疗程10天，连服3个疗程。［张锡纯. 医学衷中参西录. 太原：山西科学技术出版社，2009.］

（2）活血降压方　赤芍、川芎各10g，牡丹皮20g，丹参、女贞子各15g，制蒺藜、钩藤、泽泻、酸枣仁各12g，葛根9g，琥珀粉3g（冲），益母草30g。兼肝肾阴虚者去川芎，加熟地黄、白芍、桑椹；肝阳偏亢者去川芎，加珍珠母、生龙骨、生牡蛎；痰浊中阻者加天麻、法半夏、炒白术；气虚血瘀者加黄芪、红花、炒杜仲；血脂偏高者加茵陈、决明子、炒山楂。上方水煎服，每日1剂，分2次口服。［徐贵成，张流成. 活血降压方治疗高血压病102例. 北京中医，1994（2）：26-27.］

（3）川芎泽泻汤　川芎20~40g，泽泻30~80g，白术、决明子、钩藤、桑寄生、全蝎各适量。肝阳上亢型加银花、菊花、焦山栀子；阴虚阳亢型加生地黄、玄参、麦冬、枸杞子、火麻仁；气阴两虚型加杜仲、牛膝、生地黄；气血瘀滞型加红花、赤芍、丹参、全蝎。每日1剂，水煎服，12剂为1个疗程。［项英杰. 中草药敷贴联合川芎泽泻汤治疗高血压疗效观察. 现代中西医结合杂志，2015，24（36）：4045-4046.］

（4）健脾祛瘀降压方　黄芪20g，茯苓、葛根、川芎、郁金、茵陈、苍术、白术、山楂、泽泻各15g，木香10g。伴有肝阳上亢者加桑叶、菊花、夏枯草；伴有心脾两虚者加远志、当归；伴有脾肾阳虚者加肉苁蓉、淫羊藿。水煎服，每天1剂，分2次口服，15剂为1个疗程。［曹汉彬. 健脾祛瘀降压方治疗舒张期高血压68例临床观察. 新中医，2001（5）：35.］

（二）医家诊疗经验

邓铁涛

高血压从中医的角度辨证论治，属于中医"眩晕""头痛""肝风"等范围。从病因病机分析，高血压主要属于肝脏病变，故治肝是高血压治疗中重要的一环。

邓铁涛善用重镇之品治疗高血压，如生牡蛎（阴虚阳亢），龟甲、鳖甲（阴虚），代赭石（痰浊），磁石（阳虚）。邓铁涛教授常将高血压分为4型论治。

（1）肝阳上亢型　宜平肝潜阳。用自拟的石决牡蛎汤：石决明（先煎）30g、生牡蛎（先煎）30g、白芍15g、牛膝 15g、钩藤 15g、莲子心 6g、莲须 10g。

（2）肝肾阴虚型 宜滋肾养肝。用自拟的莲肾汤：莲须 12g、桑椹子 12g、女贞子 12g、墨旱莲 12g、山药 15g、龟甲（先煎）30g、生牡蛎（先煎）30g、牛膝 15g。

（3）阴阳两虚型 宜补肝肾潜阳。用自拟的肝肾双补汤：桑寄生 30g、何首乌 24g、川芎 9g、淫羊藿 9g、玉米须 30g、杜仲 9g、磁石（先煎）30g、生龙骨（先煎）30g。

（4）气虚痰浊型 宜健脾益气。用自拟的赭决七味汤：黄芪 30g、党参 15g、陈皮 6g、法半夏 12g、云茯苓 15g、代赭石（先煎）30g、决明子 24g、白术 9g、甘草 2g。

邓铁涛教授自拟浴足方：怀牛膝、川芎各 30g，天麻、钩藤、夏枯草、吴茱萸、肉桂各 10g。水煎后，温热浴足 30 分钟，1 日 2 次，2~3 周为 1 个疗程。

五、预防调护

1. 合理膳食

摄入适当的碳水化合物，如米饭、粥、面类、葛粉、汤、芋类、软豆类。蛋白质食品如牛肉、猪瘦肉、白肉鱼、蛋、牛奶、奶制品。合理摄入维生素、矿物质食品，如蔬菜类（菠菜、白菜、胡萝卜、番茄、百合根、南瓜、茄子、黄瓜）、水果类（苹果、橘子、梨、葡萄、西瓜）、海藻类、菌类宜煮熟食用。不应食用高脂肪的食品（五花肉、排

骨肉、鲱鱼、金枪鱼等）、加工品（香肠）。高血压患者不适宜进食刺激性较强的食物。

2. 适量运动

高血压患者的运动以有氧运动为主。要避免在运动中做推、拉、举之类的静力性力量练习或无氧运动。有条件的患者可利用活动跑道、自行车功率计等进行运动。较适合高血压康复运动的有气功、太极拳、医疗体操、步行、健身跑、有氧舞蹈、游泳、娱乐性球类等。

3. 科学戒烟

吸烟会导致高血压。研究证明，吸一支烟后人体心率每分钟增加 5~20 次，收缩压增加 10~25mmHg。这是因为烟叶内含有尼古丁（烟碱），尼古丁可使中枢神经和交感神经兴奋，使心率加快，同时也能促使肾上腺释放大量儿茶酚胺，使小动脉收缩，导致血压升高。尼古丁还会刺激血管内的化学感受器，反射性地引起血压升高。

4. 稳定情绪

高血压患者易出现紧张、易怒、情绪不稳等特征。患者可通过改变自己的行为方式，提高对自然环境和社会的适应能力，避免情绪激动及过度紧张、焦虑。当有较大的精神压力时应向朋友、亲人倾诉或参加轻松愉快的业余活动，使情绪处于平稳状态，从而维持血压的稳定。

5. 按时就医

如血压控制不良或出现相关的临床

症状，应及时就医。

主要参考文献

[1] 中国高血压防治指南修订委员会. 中国高血压防治指南（2018年修订版）[J]. 中国心血管杂志，2019，24（1）：24-56.

[2] 中华医学会心血管病学分会高血压学组. 肥胖相关性高血压管理的中国专家共识 [J]. 中华心血管病杂志，2016，44（3）：212-219.

[3] 张年宝，程慧珍，崔卫东，等. 葛根素对肾性高血压大鼠的降压作用及对肾组织 Ang-Ⅱ 的影响 [J]. 中药药理与临床，2010，26（2）：26-29.

[4] 邹静，郑梅生. 补脾法辅助治疗腹型肥胖性高血压的临床观察 [J]. 广西医学，2020，42（4）：496-498.

第四节　血脂异常与肥胖

血脂异常指血清中胆固醇（CH）、甘油三酯（TG）、低密度脂蛋白胆固醇（LDL-C）水平升高，高密度脂蛋白胆固醇（HDL-C）水平降低。本病是导致动脉粥样硬化的主要因素之一。肥胖病与血脂异常关系密切。

血脂异常在发病初期可见明显体征，中医将其归类于"眩晕""胸痹""痰浊""膏脂"等疾病范畴。

一、病因病机

（一）西医学认识

血脂异常是一种较常见的疾病，其对身体的损害具有隐匿性、渐进性和全身性的特点。血脂异常是冠心病、高血压、糖耐量异常、糖尿病的危险因素。血浆中脂质以脂蛋白的形式存在，主要分为6类：乳糜颗粒（CM）、极低密度脂蛋白（VLDL）、中间密度脂蛋白（IDL）、低密度脂蛋白（LDL）、高密度脂蛋白（HDL）及脂蛋白（a）。

血脂异常依据病因可分为原发性和继发性，其中原发性血脂异常占绝大多数，为本节主要讨论的内容。

原发性血脂异常为遗传和后天因素共同作用的结果。其中后天因素包括不良饮食习惯、运动不足等，而不良饮食习惯及运动不足也是肥胖的发病因素，故原发性血脂异常与肥胖（尤其是腹型肥胖者）常相伴发生。

（二）中医学认识

中医对"膏""脂"的描述最早出现在《黄帝内经》中，如《灵枢·五癃津液别》中云："五谷之津液，和合而为膏者，内渗于骨空，补益脑髓，而下流于阴股。"指出膏是人体的组成成分之一，是人体生化阳气的基本物质之一。张景岳在《类经》中亦有类似的记载："津液之和合为膏，以填补骨空之中，则为脑为髓，为精为血。"认为膏可以化血，膏脂是人体的组成成分，由水谷所化生，与津液同源，随津液的流行而敷布于全身，发挥正常的生理效应，与西医学的血脂相类似。

本病的病因为饮食不节、劳逸失度、情志不遂及年老体弱四个方面。过食肥甘厚味、少动安逸的生活方式，以及情志过激，素体痰湿，年老体弱等均可致肝失条达、气机郁滞，痰饮内生蓄积于体内，致体脂满溢，壅遏经气运行，发为本病。

二、临床诊断

（一）辨病诊断

1.诊断要点

血脂异常可见于不同年龄、性别的人群，血脂异常患者多有家族史。血脂异常的临床表现主要包括脂质在真皮内沉积引起的黄色瘤和脂质在血管内皮沉积引起的动脉粥样硬化。由于黄色瘤的发生率并不高，动脉粥样硬化的发生和发展也需要相当长的时间，因此许多血脂异常患者并无任何症状和异常体征出现，确诊血脂异常往往依赖于血液学检查。血脂水平分层标准及高脂血症的分型分别见表16-2和表16-3。

2.相关检查

血脂异常的诊断主要是依靠实验室检查，包括TG、LDL-C、HDL-C、ApoA和ApoB测定。为了及时检测，建议成年人至少每5年测量1次空腹血脂，40岁以上男性和绝经期后女性应每年测量1次空腹血脂。对于缺血性心血管病人群，则应每3~6个月测量1次空腹血脂。

（二）辨证诊断

1.脾虚痰积证

临床证候：肥胖，倦怠乏力，胸脘痞满，头晕目眩，肢重或肿，痰多色白，纳差，便溏，舌胖，苔白厚，脉濡。

辨证要点：倦怠乏力，纳差，舌胖，苔白厚，脉濡。

2.脾肾阳虚证

临床证候：腹部肥胖，头晕，神疲乏力，形体怯冷，面色淡白，脘腹作胀，纳减便溏，腰膝酸软，面肢浮肿，舌淡质嫩，苔白腻，脉沉细。

辨证要点：神疲乏力，形体怯冷，面色淡白，腰膝酸软，舌淡质嫩，苔白腻，脉沉细。

3.肝肾阴虚证

临床证候：胖而皮肤干枯，头晕，耳鸣，口干，腰酸，健忘，少寐，手足心热，舌质红，少苔，脉细数。

辨证要点：胖而皮肤干枯，耳鸣，腰酸，手足心热，舌质红，少苔，脉细数。

4.阴虚阳亢证

临床证候：肥胖，头晕，头痛，头胀，烦躁易怒，面赤，肢麻，口干，大便干结，小便黄赤，舌质红或紫黯，苔黄，脉弦。

辨证要点：肥胖，头胀，烦躁易怒，大便干结，小便黄赤，舌质红或紫黯，苔黄，脉弦。

5.气滞血瘀证

临床证候：肥胖，胸闷气短，心前

表 16-2　中国血脂水平分层标准（mmol/L）

分　层	TC	LDL-C	HDL-C	非-HDL-C	TG
理想水平		< 2.6		< 3.4	
合适水平	< 5.2	< 3.4		< 4.1	< 1.7
边缘升高	5.2~6.19	3.4~4.09		4.1~4.89	1.7~2.29
升高	≥ 6.2	≥ 4.1		≥ 4.9	≥ 2.3
降低			< 1.0		

表 16-3　高脂血症的分型

	TC	TG	HDL-C	相当于 WHO 表型
高胆固醇血症	增高			Ⅱa
高甘油三酯血症		增高		Ⅳ、Ⅰ
混合型高脂血症	增高	增高		Ⅲ、Ⅱb、Ⅳ、Ⅴ
高密度脂蛋白胆固醇血症			降低	

区刺痛，胸胁胀痛，痛有定处，舌尖边有瘀点或瘀斑，脉沉涩。

辨证要点：肥胖，痛有定处，舌尖边有瘀点或瘀斑，脉沉涩。

三、临床治疗

（一）提高临床疗效的要素

1. 正确识证

《中药新药治疗高脂血症的临床研究指导原则》中列出了血脂异常的 31 种症状，除形体肥胖外，其余 30 种基本是患者的主观症状。血脂异常中医辨证治疗的前提是识证，有辨证就必然有症的存在。对于西医来说，这些主观症状对于疾病的诊断可能是非特异性或无诊断价值的，是属于"非疾病诊断症状"，但对于中医的辨证却有着至关重要的作用。

2. 规范辨证

依照中医学的自身规律，对血脂异常的症状进行研究，并探索其规律性，对于研究血脂异常的辨病和辨证及提高中医药的临床疗效有着重要的意义。

（二）辨病治疗

1. 饮食治疗

血脂异常的饮食治疗是在满足人体生理需要，维持合理体重的基础上，减少饱和脂肪酸和膳食胆固醇的摄入。根据《中国成人血脂异常防治指南》的推荐，每日摄入胆固醇应小于 300mg，摄入脂肪不应超过总能量的 20%~30%，优先选择富含 n-3 系列多不饱和脂肪酸的食物，用富含膳食纤维和低升糖指数的碳水化合物替代含有饱和脂肪酸的食物。我国研究表明，精谷肉类模式（以摄入较多畜禽肉类和精制谷类为特点，摄入较少的蔬菜、水果和粗杂粮）、脂类模式（食用油摄入量较多，蔬菜摄入量较少，膳食以高能量、高脂肪为特征）对血脂异常患者来说是不可取的饮食模式。

2. 药物治疗

（1）他汀类药物　是三羟基三甲基戊二酸单酰辅酶（HMG-CoA）还原酶抑制剂。被大量临床试验证实具有良好调脂疗效的一类调脂药物，也是目前临床使用最广泛的一类调脂药物。目前常用的他汀类药物有：洛伐他汀、辛伐他汀、普伐他汀、氟伐他汀、阿托伐他汀、瑞舒伐他汀。该类药物化合物的分子结构侧链 β，δ 二羟基戊酸与 HMG-CoA 还原酶（胆固醇合成酶过程中限速酶）天然底物结合，成为该酶的竞争性抑制剂，从而抑制了体内胆固醇的生物合成。

（2）贝特类药物　适用于高甘油三酯血症以及以甘油三酯升高为主的混合型血脂异常患者。单纯的低高密度脂蛋白胆固醇血症患者也可以选用贝特类药物治疗。严重肝、肾功能障碍的患者，孕妇，以及哺乳期女性禁用该类药。

（3）烟酸及其衍生物　烟酸属于 B 族维生素。适用于高甘油三酯血症、低

高密度脂蛋白胆固醇血症或以甘油三酯升高为主的混合型血脂异常。临床常用阿昔莫司。常见不良反应有颜面潮红、皮肤瘙痒和消化道症状。

（4）多不饱和脂肪酸　如深海鱼油，能明显降低血中的甘油三酯，但可能升高低密度脂蛋白，不能盲目服用，只适用于单纯的高甘油三酯血症。

（5）胆酸螯合剂（树脂类）　这类药物主要为碱性阴离子交换树脂，在肠道内能与胆酸呈不可逆结合，因而阻碍胆酸的肠肝循环，促进胆酸随大便排出体外，阻断胆汁酸中胆固醇的重吸收。同时伴有肝内胆酸合成增加，引起肝细胞内游离胆固醇含量减少，反馈性上调肝细胞表面低密度脂蛋白受体表达，加速血浆低密度脂蛋白分解代谢，使血浆胆固醇和低密度脂蛋白胆固醇浓度降低。本类药物可使总胆固醇、低密度脂蛋白胆固醇水平降低，但对甘油三酯无降低作用，故仅适用于单纯高胆固醇血症，或与其他降脂药物合用治疗混合型血脂异常。

（6）胆固醇吸收抑制剂　胆固醇吸收抑制剂依泽替米贝口服后被迅速吸收，且广泛地结合成依泽替米贝 -β-D-葡糖苷酸，作用于小肠细胞的刷状缘，能有效地抑制胆固醇和植物胆固醇的吸收。可减少胆固醇向肝的释放，促进肝低密度脂蛋白受体的合成，又加速低密度脂蛋白的代谢。

（7）其他药物　在动物和人体试验中均证实普罗布考有降低总胆固醇和低

密度脂蛋白胆固醇的作用，同时可以使血清高密度脂蛋白胆固醇降低，对甘油三酯没有影响。其调节血脂的机制至今未能阐明。

（三）辨证治疗

1.辨证论治

（1）脾肾阳虚证

治法：温补脾肾。

方药：真武汤合苓桂术甘汤加减（《金匮要略》）。真武汤由茯苓、芍药、生姜、制附子（去皮，破八片）各9g，白术6g组成。苓桂术甘汤由茯苓12g、桂枝（去皮）9g、白术、炙甘草各6g组成。

加减：伴有水肿者加大腹皮10g、五加皮12g；尿少者加泽泻15g、竹叶10g。

（2）肝肾阴虚证

治法：滋补肝肾、养阴降浊。

方药：二至丸合六味地黄丸加减（《小儿药证直诀》）。二至丸由女贞子、墨旱莲各20g组成。六味地黄丸由熟地黄24g，山茱萸、干山药各12g，牡丹皮、茯苓、泽泻各9g组成。

加减：头晕目花者加菊花9g、石斛15g，以清肝明目；腰脊酸甚者加杜仲9g、续断9g，以益肾壮腰；夜晚失眠者加知母9g、茯神15g、酸枣仁12g、五味子6g，以清热滋肾，养肝宁心；五心烦热者加牡丹皮12g、地骨皮12g、黄柏9g，以滋阴凉血清热。

（3）阴虚阳亢证

治法：育阴潜阳。

方药：大补阴丸加减（《丹溪心法》）。大补阴丸由熟地黄180g，龟甲180g，黄柏120g，知母120g组成。

加减：阴虚明显者可重用熟地黄、枸杞子、龟甲、墨旱莲等滋养肝肾之阴；阳亢明显者可重用龙骨、牡蛎、磁石、石决明等。

（4）气滞血瘀证

治法：疏肝理气、活血化瘀。

方药：桃红四物汤合柴胡疏肝散加减（《医学统旨》）。桃红四物汤由当归9g，川芎6g，白芍9g，熟地黄12g，桃仁9g，红花6g组成。柴胡疏肝散由陈皮（醋炒）6g，柴胡6g，川芎、香附、枳壳（麸炒）、芍药各4.5g，炙甘草1.5g组成。

加减：头晕目花者加菊花9g、石斛15g，以清肝明目；腰脊酸甚者加杜仲9g、续断9g，以益肾壮腰；夜晚失眠者加知母9g、茯神15g、酸枣仁12g、五味子6g，以清热滋肾，养肝宁心；五心烦热者加牡丹皮12g、地骨皮12g、黄柏9g，以滋阴凉血清热。

2.成药应用

（1）血脂康胶囊　功能除湿祛痰，活血化瘀，健脾消食。用于治疗脾虚痰瘀引起的气短、乏力、头晕、头痛、胸闷、腹胀、食少纳呆等。也可辅助治疗由高脂血症及动脉粥样硬化引起的心脑血管疾病。药物成分为红曲。口服，1次2粒，1日2次。

（2）脂必泰胶囊 功能消痰化瘀，健脾和胃。主治痰瘀互结，气血不利所致的高脂血症。药物成分为山楂、泽泻、白术、红曲。口服，1次1粒，1日2次。

（3）五加芪菊颗粒 功能益气健脾，消食导滞。用于治疗脾虚食滞所致的血脂异常。药物成分为刺五加、黄芪、菊花、山楂、麦芽。开水冲服，1次10g，1日2~3次。

（4）排毒清脂片 功能化瘀降脂，通便消痤。用于治疗浊瘀内阻所导致的单纯性肥胖，血脂异常，痤疮。药物成分为大黄、西洋参、麦冬。口服。1次2片，1日2~3次。

（5）祛浊茶 功能祛浊利湿，清热通便。用于治疗湿浊阻滞引起的血脂异常和单纯性肥胖。药物成分为荷叶、车前草、绞股蓝、紫苏、茶叶、番泻叶。开水泡服，1次3g，1日2~3次。

（6）荷丹片 功能化痰降浊，活血化瘀。用于治疗血脂异常属痰浊夹瘀者。药物成分为荷叶、丹参、山楂、番泻叶、补骨脂（盐炒）。饭前口服，1次5片，1日3次。

（7）荷叶调脂茶 功能利湿，降浊，通便。用于治疗湿热内蕴之血脂异常。药物成分为番泻叶、荷叶、车前草。开水泡服，1次1~2袋，1日2~3次。

（8）血脂灵片 功能活血降浊，润肠通便。用于治疗瘀浊内盛之血脂异常。药物组成为泽泻、决明子、山楂、制何首乌。口服。1次4~5片，1日3次。

3.单方验方

降胆固醇为主的单方中药常见的有蒲黄、泽泻、人参、刺五加、灵芝、当归、川芎、杜仲、银杏叶、荷叶、薤白、大豆、陈皮、半夏、怀牛膝、漏芦等。降甘油三酯为主的中药有金银花、黄连、黄芩、刺五加等；既降低胆固醇又降低甘油三酯的中药有大黄、何首乌、山楂、绞股蓝、银杏叶、女贞子、三七、枸杞子、桑寄生、葛根、水蛭、茶叶、柴胡、茵陈、姜黄、虎杖、决明子、黄精、马齿苋、熊胆等。均可作为单方应用。

（四）医家诊疗经验

1.黄煌

黄煌认为临床上血脂异常可分为大柴胡汤证、五苓散证、防风通圣散证、桂枝茯苓丸证、防己黄芪汤证这五种类型。①大柴胡汤证：腹壁肥厚，体质壮实，肚子充实或胀痛，常伴胰腺炎、胆囊炎、胆石症；②防风通圣散证：向心性肥胖，腹部赘肉多，皮肤粗糙，大便干结，面部有痤疮，瘙痒，女性患者常有多囊卵巢综合征、闭经；③五苓散证：肥胖，肚子大，腹部松软，有下坠感，容易腹泻，食欲好；④防己黄芪汤证：肌肉松弛，腹部松软，多汗，似水囊，伴有高血压、糖尿病、痛风、关节炎等。

2.周仲瑛

周仲瑛认为白僵蚕和山楂治疗本病效果显著，也可以辅助其他药物。山楂酸甘，能化食物积，行结气，健胃宽膈，消血痞气块。较白僵蚕，其化浊之力稍逊，而活血通脉之功强。配白僵蚕健胃消食，理气化痰，源清流洁，浊瘀并治，各有所司。对浊痰明显者以胆南星配白僵蚕，胆南星清火化痰，借胆汁以清胆气。痰滞甚者则用山楂配川芎、茺蔚子。茺蔚子活血行气、主明目、益精除水气，配川芎、山楂则上通脑府、下行血海、中理脾胃气滞血瘀。

四、预防调护

（一）预防

1. 合理膳食

血脂异常的饮食原则是"四低一高"，即低热量、低脂肪、低胆固醇、低糖、高膳食纤维。控制热量的摄入，每人每天的热量摄入应控制在 294kcal/kg，动物脂肪和胆固醇的摄入量也应十分严格，尽量不吃或少吃动物内脏。食盐的摄入，每人每天应少于 8g。

2. 健康生活

生活要有规律，适当参加体育运动和文娱活动，不吸烟，不酗酒，避免精神紧张，并要保持良好的心态。

（二）调护

（1）木耳山楂汤　木耳 10g，山楂 40g，粳米 80g。将木耳浸泡、发透、洗净，与山楂、粳米放入锅内，加水 500ml 煮成粥。每日晨起空腹顿服。此粥是防治高脂血症和动脉粥样硬化的优

质药粥，老年人常食可以预防冠心病的发生。

（2）双瓜汤　南瓜、冬瓜各 10g。将南瓜、冬瓜分别带皮洗净，改切成大片，入锅中煎汤，代茶饮，分数次饮服，连服 1~3 个月。冬瓜是瓜蔬中唯一不含脂肪的，所含的丙醇二酸可抑制糖类转化为脂肪，有防止体内脂肪堆积、血脂增高的作用。常饮此汤可减轻体重，降低血脂。

（3）山楂降脂饮　鲜山楂 50g，生槐花 5g，嫩荷叶 15g，决明子 10g。上药碾碎，再煮 10 分钟，取出汁液，加入适量白糖，频频饮用，每日 3 次。山楂为消肉积之品，有明显降血脂效果，但其味酸，胃酸过多者忌用。

（4）海带粉　取海带适量洗净，晒干，研成粉末状，每次服用 5g，1 日 3 次，连服 1~3 个月。也可煎汤饮服，或与绿豆同煮粥服之。海带中含有大量纤维和微量元素，能减少脂肪在体内蓄积，可使血中胆固醇含量降低，同时有一定抗癌的作用。

（5）香菇玉米粥　香菇 15g，玉米面 50g，粳米 50g。将香菇洗净，切碎，与粳米入锅，加适量清水，文火煮至将熟，加入玉米面继续煮至熟。每日早晚温热服用。此粥强身健体、降压、降脂，对预防和治疗高脂血症和动脉粥样硬化有显著疗效，对癌症患者也非常适宜。

（6）葫芦茶　取老葫芦壳 15g，茶叶 4g，共捣粗末，开水泡茶饮服，连

服 3~6 个月。此茶常饮,可使血脂逐步下降。

(7)益肾降脂汤 桑寄生 10g,何首乌 15g,黄精 15g,生蒲黄(包)10g。用水煎 2 次,分 2 次服,每日 1 剂,连服 3 个月。此汤有益肾养肝,活血利湿的作用。常服有一定的抗衰降脂的作用。

(8)菊花乌龙茶 取杭菊花 10g,乌龙茶 3g,开水冲泡。菊花清肝明目,茶叶有增强血管弹性,降低胆固醇和预防动脉硬化的功效。因此,菊花乌龙茶对防治高脂血症及动脉硬化有良好的效果。

(9)山楂荷叶茶 取山楂 30g,荷叶 12g,加水 100ml,文火煎煮 15~20 分钟后,去渣取汁饮用。此茶方对高脂血症、动脉硬化和冠心病患者非常有益。

主要参考文献

[1]吴莉雅. 中医药治疗高脂血症的研究进展 [J]. 中西医结合心血管病杂志,2018,6(19):43-45.

[2]柳丽,高建芸. 温针灸联合耳针法治疗肥胖并发高脂血症的疗效观察 [J]. 基因组学与应用生物学,2018,37(9):4088-4093.

[3]曹健. 黄煌治疗高血脂经验 [J]. 湖北中医杂志,2015,37(1):28-29.

[4]逄冰,刘文科,郑玉娇,等. 基于中医脾瘅理论探讨代谢综合征血脂异常 [J]. 北京中医药,2016,35(6):573-576.

[5]仝小林,刘文科. 论膏浊病 [J]. 中医杂志,2011,52(10):816-818.

第五节 脂肪肝与肥胖

脂肪肝是一种以弥漫性肝细胞大泡性脂肪变为主要特征的肝脏病变。脂肪肝是一种常见病,在我国人群中的发病率为 5%。肥胖是诱发脂肪肝的主要因素之一,本节主要讨论与肥胖相关的脂肪肝。

中医文献中无脂肪肝的记载,但根据本病的症状和体征,当归属于中医学的“积证”“胁痛”“肝癖”“痞满”“积聚”“肥气”“痰浊”等范畴。

一、病因病机

(一)西医学认识

脂肪肝包括酒精性脂肪肝和非酒精性脂肪肝。有学者认为,肥胖是由于体内的脂肪组织增加,体内脂肪酸及游离脂肪酸释放增多,成为机体的主要能量供应物质,而对葡萄糖的利用率降低造成的。一般情况下,葡萄糖利用率降低,血中葡萄糖含量升高可以刺激胰岛素分泌来抑制游离脂肪酸释放,但当体内脂肪大量增加时,即便受胰岛素抑制,其游离脂肪酸释放的绝对量还是大幅增加,使得过多的脂肪酸大量进入肝脏合成为甘油三酯,形成脂肪肝。

1. 酒精性脂肪肝

长期酗酒是最常见的脂肪肝病因。

研究表明，饮酒量和持续时间与酒精性脂肪肝的发生有直接关系，而与酒的种类关系不大。酒精对肝脏有直接损害作用，其损伤机制是酒精在肝细胞内代谢而引起。进入肝细胞的酒精，在乙醇脱氢酶和微粒体乙醇氧化酶系的作用下转变为乙醛，再转变为乙酸，后一反应使辅酶Ⅰ（NAD）转变为还原性辅酶Ⅰ（NADH），因而 NADH 与 NAD 比值升高。NADH 与 NAD 比值升高可抑制线粒体三羧酸循环，使肝内脂肪酸代谢发生障碍，氧化减弱，使中性脂肪堆积于肝细胞中。另外，NADH 的增多又促进了脂肪酸的合成，从而使脂肪在肝细胞中堆积而发生脂化，最终导致脂肪肝。

2. 非酒精性脂肪肝

非酒精性脂肪肝的主要病理改变包括肝细胞弥漫性脂肪变性和脂肪堆积。肥胖及高脂血症是非酒精性脂肪肝最常见的致病因素（也被称为原发性因素），两者可单独或共同存在。非酒精性脂肪肝动物模型表现出显著的肝脏微循环障碍，因其病因不同而机制不同。目前"二次打击"学说或"多重打击"学说已得到普遍认同，并被广泛接受。初次打击主要指胰岛素抵抗引起的肝细胞内脂质沉积，形成单纯性脂肪肝，增加了"第二次打击"造成的肝脏损伤的易感性，肝细胞内脂质特别是甘油三酯沉积是形成脂肪肝的一个先决条件。

（二）中医学认识

脂肪肝在中医学中究竟属于何种病证，目前尚无定论。根据本病的症状和体征，有学者认为其当归属于中医学"积聚""肥气""痰浊"等范畴。因脂肪肝又与肥胖密切相关，而体胖者多脾虚，不能将水谷精微布散全身，水液不得运化，停聚而为痰，故本病又可归属于"痰湿""肥气"范畴。

中医认为，脂肪肝多责之于嗜食肥甘厚味，过度肥胖，少劳安逸，饮酒过度，情志失调，久病体虚等。其病机以痰、湿、瘀、积等病理产物为本，各种外来因素（如病毒、酒精、妊娠、药物、不合理膳食等）为标。《灵枢·百病始生》曰："肝之积，曰肥气。"肥气即膏脂蓄积之意，是最直接的致病因素。膏脂由水谷精微所化生，其生成和输布均有赖于肝、脾正常的气化功能，尤其以脾胃的运化输布功能最为重要。张志聪云："中焦之气，蒸津化液，其精微溢于外则为皮肉膏脂，余于内则膏脂半满。"脾为后天之本，气血生化之源，主运化，是津液输布的枢纽。若饮食不节，伤及脾胃，脾失健运，则水谷精微不归正化，膏脂运化输布失常，滞留营中，发为肝积。肝脏在膏脂的生成与转化过程中的作用不可忽视。肝为厥阴之脏，主疏泄，不仅协调脏腑气机的升降出入，还能调控气血津液的运化。肝脏疏泄功能正常则气机调畅，气血调和，津液精微得以正常输布代谢，反之肝失疏泄则气机紊乱，膏脂代谢障碍，留滞于营中。肝脾在生理上相互协同，在病理上相互影响。肝失疏泄，脾失健运，则水湿内停，聚而为痰，发为肝积。

二、临床诊断

（一）辨病诊断

1. 诊断要点

脂肪肝起病隐匿，发病缓慢，常无症状。少数患者可有乏力、右上腹轻度不适、肝区隐痛或上腹胀痛等非特异性症状。严重脂肪肝可出现黄疸、食欲减退、恶心、呕吐等症状。部分患者可有肝脏肿大。

凡具备下列第 1~4 项和第 5 或第 6 项中任何一项者即可诊断为脂肪肝。

（1）患有除病毒性肝炎、药物性肝病、全胃肠外营养、肝豆状核变性等可导致脂肪肝的疾病。

（2）除原发疾病的临床表现外，可有乏力、消化不良、肝区隐痛、肝脾肿大等非特异性症状及体征。

（3）可有体重超重和（或）腹型肥胖、空腹血糖增高、血脂代谢紊乱、高血压等代谢综合征相关表现。

（4）血清丙氨酸转氨酶和 γ-谷氨酰转移酶水平可有轻至中度增高，通常以 γ-谷氨酰转移酶增高为主。

（5）肝脏影像学表现符合弥漫性脂肪肝的影像学诊断标准。

（6）组织学改变符合脂肪肝的病理学诊断标准。

2. 相关检查

（1）实验室检查　天冬氨酸转氨酶（AST）、丙氨酸转氨酶（ALT）和 γ-谷氨酰转移酶（γ-GT）轻度升高，通常在正常值上限的 1~5 倍以内。病情进一步进展时血清白蛋白水平和凝血酶原时间出现异常改变，且常出现在胆红素代谢异常之前。

（2）影像学检查　超声、CT 和 MRI 检查在脂肪肝的诊断上有重要的实用价值，其中超声敏感性高，CT 特异性强，MRI 在局灶性脂肪肝与肝内占位性病变鉴别时价值较大，而且 CT 和 MRI 波谱分析还可半定量分析肝内脂肪含量。脂肪肝的典型超声特征为肝区近场弥漫性点状高回声，回声强度高于脾脏和肾脏，远场回声衰减，光点稀疏，肝内胆道结构显示不清，肝脏轻度至中度肿大，边缘变钝。CT 典型特征是弥漫性肝脏密度降低，肝脏与脾脏的 CT 平扫比值≤ 1。当 0.7 <比值≤ 1 时为轻度；当 0.5 <比值≤ 0.7 为中度；当比值≤ 0.5 为重度。脂肪性肝硬化的典型影像学特征是肝裂增宽，肝被膜增厚，表面不光滑，肝内回声、密度及信号不均匀，各肝叶比例失常，门静脉主干管径增粗，每分钟血流量参数增加，肝脏体积指数增大等。

（3）肝穿刺活体组织学检查　该检查有助于明确病因，鉴别肝损伤原因及评价肝损伤的严重程度。对鉴别局灶性肝病与肝肿瘤和某些少见疾病如血色病、胆固醇酯贮积病、糖原贮积病等有重要意义。肝穿刺活体组织学检查结果也是判断预后的最精准指标。

（二）辨证诊断

1. 肝郁脾虚证

临床证候：腹部肥胖，胁肋胀痛，心情抑郁不舒，乏力，纳呆，脘腹痞闷，便溏，舌淡红，苔薄，脉弦或沉细。

辨证要点：腹部肥胖，胁肋胀痛，心情抑郁不舒，舌淡红，苔薄，脉弦或沉细。

2. 痰瘀互结证

临床证候：肥胖，胁部刺痛，乏力，纳呆，口黏，脘腹痞闷，胁下痞块，便溏不爽，舌瘀紫，苔白腻，脉细涩。

辨证要点：肥胖，胁部刺痛，胁下痞块，舌瘀紫，苔白腻，脉细涩。

3. 痰湿内阻证

临床证候：肥胖部位多见于臀部或双下肢，胁肋隐痛，脘腹痞闷，纳呆，口黏，困重乏力，头晕恶心，便溏不爽，舌淡红胖大，苔白腻，脉濡缓。

辨证要点：肥胖部位多见于臀部或双下肢，脘腹痞闷，舌淡红胖大，苔白腻，脉濡缓。

4. 肝肾阴虚证

临床证候：肥胖，胁部隐痛，腰膝酸软，足跟痛，头晕耳鸣，失眠，午后潮热，盗汗，男子遗精或女子月经不调，舌质红，少津，脉细或细数。

辨证要点：肥胖，腰膝酸软，舌质红，少津，脉细或细数。

5. 湿热内蕴证

临床证候：肥胖，脘腹痞闷，胁肋胀痛，恶心呕吐，便秘或便而不爽，困倦乏力，小便黄，口干口苦，舌质红，舌苔黄腻，脉弦滑。

辨证要点：肥胖，恶心呕吐，口干口苦，便秘或便而不爽，舌质红，舌苔黄腻，脉弦滑。

三、鉴别诊断

1. 病毒性肝炎

两者在临床上都以食欲减退、恶心、上腹部不适、肝区痛、乏力为主要表现。病毒性肝炎有病毒性肝炎患者接触史，血清肝炎病毒标志检测呈阳性。可资鉴别。

2. 药物性肝病

类固醇激素、生长激素、水杨酸制剂、三磷酸腺苷、四环素、磷、苯、砷、铅、银、汞等能抑制肝脏蛋白质的合成，亦可导致脂肪肝，鉴别点在于药物性肝病有相关用药史。

四、临床治疗

（一）辨病治疗

根据疾病的轻重程度，治疗有所不同。初期病情轻者，以控制危险因素为主，如有肝功损害，可辅以药物治疗；当病情较重，以肝功能损害为主时，则主要用药促进肝脏修复；当发展至晚期，部分患者可行肝移植。

1. 控制危险因素

由于肥胖、2型糖尿病、嗜酒以及高脂血症被认为是脂肪肝最常见的危险因素，因此，控制体重、戒酒、积极预防糖尿病和调整血脂紊乱是预防脂肪肝的基本措施。在生活上，提倡中等量的有氧运动、低脂饮食，控制体重在正常范围。用药上可选用胰岛素增敏剂噻唑烷二酮类及二甲双胍，改善胰岛素抵抗，适用于脂肪肝合并2型糖尿病和腹型肥胖患者。合并高脂血症的患者可采用降血脂治疗，建议选择一些对肝细胞损害比较小的降血脂药如贝特类药物、他汀类药物或普罗布考类药物。在用药期间需注意监测肝功能。

2. 促进脂肪肝的恢复

脂肪肝伴肝功能异常、代谢综合征以及经基础治疗3~6个月仍无效的患者可采用护肝和抗氧化药物辅助治疗，以抑制氧化应激及脂质过氧化对肝细胞的损伤，维护肝细胞的正常代谢功能，促进其修复。可选用多烯磷脂酰胆碱、维生素E、水飞蓟素以及熊去氧胆酸等相关药物，但需避免重复用药。补充微生态制剂以调节肠道的微生态平衡，减少肠道菌群异常，抑制内毒素产生，对存在相关发病因素的脂肪肝患者具有一定疗效。

3. 肝移植

主要适用于脂肪性肝硬化终末期患者。然而，部分肝移植患者在术后易再患脂肪肝，并迅速进展为脂肪性肝硬化。其原因可能与诱发因素如高脂血症、糖尿病、肥胖持续存在以及移植后长期应用糖皮质激素和免疫抑制剂等有关。一般认为，重度肥胖（BMI > 40kg/m²）不宜做肝移植。

（二）辨证治疗

1. 辨证论治

（1）肝郁脾虚证

治法：疏肝理气、健脾和胃。

方药：痛泻要方（《丹溪心法》）。痛泻要方由陈皮45g，白术90g，白芍60g，防风30g组成。

加减：肝区胀痛不舒者加川楝子、广郁金、厚朴、白芍；大便溏薄者加炒薏苡仁、炒谷芽、炒麦芽、怀山药、焦山楂、乌梅、枳壳；咯痰、脘腹胀满者加莱菔子、大腹皮、杏仁、陈皮。

（2）痰瘀互结证

治法：健脾化痰、活血化瘀。

方药：柴泽化瘀汤《医学入门》。柴泽化瘀汤由柴胡9g，泽泻12g，当归9g，熟地黄6g，白芍（酒炒）6g，川芎3g，肉桂6g，桃仁（去皮）3g，红花（酒炒）2.4g组成。舌淡红瘀暗或有瘀斑、瘀点，脉涩者，为瘀血偏重之证，重用丹参，酌加赤芍、虎杖等活血化瘀之品；若血瘀日久不愈，胁下癥积者，酌加水蛭、三棱、莪术等，以助逐瘀消癥之功效，但应中病即止，以防伤正。

（3）痰湿内阻证

治法：健脾化痰祛湿。

方药：平胃散合二陈汤（《太平惠

民和剂局方》）。平胃散由苍术120g、厚朴90g、陈皮60g、甘草30g组成。二陈汤由半夏（汤洗七次）、橘红各15g，茯苓9g，炙甘草4.5g组成。

加减：苔白厚腻，脉缓者酌加白豆蔻、薏苡仁以健脾理气祛湿；嗳气泛酸，肝胃失和者加旋覆花、代赭石、柿蒂、枇杷叶、姜竹茹以降逆止呕。

（4）肝肾阴虚证

治法：补益肝肾。

方药：一贯煎合六味地黄汤（《小儿药证直诀》）。一贯煎由北沙参、麦冬、当归身各9g，生地黄18~30g，枸杞子9~18g，川楝子4.5g组成。六味地黄丸由熟地黄24g，山茱萸、干山药各12g，牡丹皮、茯苓、泽泻各9g组成。

加减：口苦口燥，口舌生疮者加黄连、连翘、黄芩；大便秘结者加大黄、玄参；舌红、胃脘灼热、消谷善饥者加知母、赤芍、蒲公英；血脂高者加大泽泻用量，并加决明子、制何首乌、薏苡仁、苍术、车前子；两胁隐痛甚者加柴胡、生白术、广郁金、延胡索；腰膝酸软，筋骨无力，肝肾亏虚的老年人或体弱者酌加桑寄生、杜仲以补肾壮腰。

（5）湿热蕴结证

治法：清热利湿。

方药：小柴胡汤合茵陈蒿汤（《伤寒论》）。小柴胡汤由柴胡24g，黄芩、人参、半夏、炙甘草、生姜各9g，大枣（擘）4枚组成。茵陈蒿汤由茵陈18g，栀子12g，大黄（去皮）6g组成。

加减：头晕且胀，面红目赤，胁肋灼痛，肝郁化火者酌加龙胆草以清肝泻火；若大便干结难下，热郁津亏者酌加生地黄、玄参、麦冬以滋阴增液通便。

2.外治疗法

（1）穴位注射　实证选双侧丰隆、阳陵泉交替穴位注射复方丹参注射液2ml，虚证选双侧三阴交、足三里交替穴位注射复方丹参注射液2ml。

（2）穴位埋线　该疗法是将羊肠线埋入肝俞、膈俞等穴位，利用羊肠线对穴位的持续刺激作用治疗疾病。建议用9号注射针针头作为套管，28号2寸毫针剪去针尖作针芯，00号羊肠线埋线。另埋线多选肌肉比较丰满部位的穴位，以背腰部及下肢穴位最常用。但取穴要精简，每次埋线1~3穴，可双侧取穴，可间隔15~20天。

3.单方验方

（1）疏肝降脂汤　柴胡6g，白芍、党参、炒莱菔子各12g，炒枳实、炒白术、陈皮、半夏、茯苓、女贞子各10g，生山楂、连翘、神曲、生麦芽、泽泻、决明子、干荷叶、丝瓜络、夏枯草各15g，炙甘草5g。具有疏肝解郁、降脂祛滞之功效。用于治疗肝郁脾虚型脂肪肝。[李青.中药复方治疗肥胖性脂肪肝52例.陕西中医，2003，24（9）：788-789.]

（2）清瘀舒脂汤　柴胡、郁金、炒鸡内金、三棱、莪术、水牛角各10g，虎杖、泽泻、丹参、赤芍各15g，生山楂、绞股蓝各30g。具有祛痰化浊，活血通络之功效。用于治疗痰瘀互结型脂肪肝。[姚芳. 化瘀消脂汤治疗脂肪肝52例. 浙江中医杂志，2004，39（3）：105]

（3）化痰利脂汤　丹参30g，生山楂30g，泽泻30g，柴胡12g，赤芍18g，炒槐米18g，荷叶9g，桃仁9g，鳖甲9g，黄精18g。具有理脾化痰、降脂除湿之功效。用于治疗痰湿内阻型脂肪肝。[窦中华. 化痰活血降脂汤治疗脂肪肝40例. 中国民间疗法，2003，11（7）：45]

（三）医家诊疗经验

1. 危北海

危北海教授对于肝之为病总的治疗原则为从经络到脏腑、从本脏到他脏、从标到本、从主症到兼症多方面考虑，抓住主要矛盾。根据治病必求于本的基本原则，急则治其标，缓则治其本。根据肝脏本身的生理和病理特点，取法于《黄帝内经》，认为"甘缓""辛散""酸泻"为治肝本脏之总则。

对于肝气郁于本经初期，危教授使用柴胡、香附、青皮、延胡索、川楝子、木瓜、桔梗等药；肝郁日久常使用香橼、陈皮、玫瑰花、代代花、郁金等。另辅以柔肝药物，以免过耗肝阴，如当归、白芍、女贞子之类。肝病之新病多在经，久病常入络，疏肝理气之药物久用不效，常配合一些通络活血药，如赤芍、红花、当归尾、丝瓜络等。兼寒者加吴茱萸；兼热者加牡丹皮、栀子；兼痰者加半夏、茯苓；拘挛筋痛者，于疏肝药物之中加木瓜、白芍等疏筋镇痛之品，常收到较好效果。

2. 关幼波

关幼波教授认为脂肪肝病因病机多因饮食、肝郁、湿热、中毒所伤等致病，以痰湿内停、血瘀气滞为主要病机，用健脾、化痰、活血等法治疗。其认为湿痰内生是发病基础，制定经验方如下。青黛10g、明矾3g、决明子15g、生山楂15g、醋柴胡10g、郁金10g、丹参12g、泽兰12g、六一散15g。气血辨证抓主证，治疗气分之痰，常用药物有橘红、杏仁、柴胡、旋覆花、生代赭石、香附、白术、白梅花、藿香、党参、黄精、白豆蔻；同时活血、补血、养阴祛湿化痰，治疗血分之痰，常用白芍、赤芍、泽兰、生山楂、当归、藕节、丹参。痰瘀学说定病理，痰气同治惯用杏仁与橘红、旋覆花与生代赭石这两组对药。临床常用调理气血的药，如白芍、柴胡、赤芍、泽兰、香附、白术、当归、黄精、藕节、丹参等，其中泽兰与藕节是理血治瘀常用对药。

五、预后转归

脂肪肝是一种可逆性病变。通过饮食、运动和药物综合措施来达到使脂肪肝减轻或消失的目的，适当的生活方式和恰当的治疗能改善患者的预后，对于肥胖相关的脂肪肝更加适用。

但本病的自然病程尚不清楚，主

要是缺少长期前瞻性的随访研究。现有的资料表明大多数脂肪性肝病呈良性发展。部分单纯性脂肪性肝病如不干预治疗，会转变成脂肪性肝炎，少数患者甚至进展为肝硬化或肝癌。

六、预防调护

1. 饮食治疗

饮食治疗是大多数脂肪肝患者治疗的基本方法，也是预防和控制脂肪肝病情进展的重要措施。脂肪肝的患者要注意三大营养素的合理搭配，即增加蛋白质的摄入量，重视脂肪的质和量，糖类饮食应适量，限制单糖和双糖的摄入。需要提醒的是，此类患者应以低脂饮食为宜，并且要以植物性脂肪为主，尽可能多吃一些单链不饱和脂肪酸（如橄榄油、菜籽油、茶油等），尽量少吃一些饱和脂肪酸（如猪油、牛油、羊油、黄油、奶油等），同时应限制胆固醇的摄入量，如动物内脏、脑髓、蛋黄、鱼卵、鱿鱼等。在糖类摄入方面，应吃一些低糖类食物，不能吃富含单糖和双糖的食品，如高糖糕点、冰淇淋、干枣、糖果等。

对于脂肪肝患者能量供给不宜过高。从事轻度活动，体重在正常范围内的脂肪肝患者每日供给能量126~147kJ/kg，以防止体重增加，加重脂肪堆积。对于肥胖或超重者，每日供给能量84~105kJ/kg，争取达到理想或适宜体重。脂肪肝患者仍应给予适量的脂肪，必需的脂肪酸参与磷脂的合成，能使脂肪从肝脏顺利运出，对脂肪肝有利。建议每天给予脂肪50g左右，不应超过总能量的30%。应控制碳水化合物的摄入，少用蔗糖、果糖、葡萄糖和含糖量高的糕点等食物。避免进食过多糖类，以免转化为脂肪。每日碳水化合物以占总能量的60%左右为宜。

2. 运动治疗

建议脂肪肝的人多选择以锻炼全身体力和耐力为目标的全身性低强度运动，主要是有氧运动，如慢跑、中快速步行、骑自行车、上下楼梯、爬坡、打羽毛球、踢毽子、拍皮球、跳舞、做广播体操、跳绳和游泳等，这类运动对脂肪肝的人降脂减肥、促进肝内脂肪消退的效果较好。应根据运动后劳累程度和心率（脉搏）选择适当的运动量，以运动时脉搏为100~160次/分钟（以170减去实际年龄），持续20~30分钟，运动后疲劳感于10~20分钟内消失为宜。有人认为，运动量的大小以达到呼吸加快，微微出汗后再坚持锻炼一段时间为宜。运动锻炼时间最好选择在下午或晚上进行，散步的最佳时间是晚饭后45分钟，此时热量消耗最大，治疗效果较佳。运动实施的频率以每周3~5天较为合适，具体应根据实施者的肥胖程度、余暇时间以及对运动的爱好等因素来决定。

主要参考文献

[1] 李瑜元.肠道微生态失调与非酒精性脂肪性肝病关系研究进展[J].世界

华人消化杂志，2015，23（5）：2355-2361.

［2］齐京.关幼波中医药防治脂肪肝学术思想及临床经验［J］.北京中医药，2012，31（11）：824-825，827.

［3］徐兴龙.苦乐清汤治疗非酒精性脂肪性肝炎临床疗效观察研究［D］.南京：南京中医药大学，2011.

［4］中华中西医结合学会消化系统疾病专业委员会.非酒精性脂肪性肝病中西医结合诊疗共识意见［J］.中国中西医结合杂志，2017，25（11）：805-811.

［5］吴丽.中医药治疗非酒精性脂肪肝的研究进展［J］.中成药，2015，37（5）：1072-1074.

附

录

临床常用检查参考值

一、血液学检查

指标			标本类型	参考区间
红细胞（RBC）	男			$(4.0\sim5.5)\times10^{12}/L$
	女			$(3.5\sim5.0)\times10^{12}/L$
血红蛋白（Hb）	新生儿			170~200g/L
	成人	男		120~160g/L
		女		110~150g/L
平均红细胞血红蛋白（MCV）				80~100fl
平均红细胞血红蛋白（MCH）				27~34pg
平均红细胞血红蛋白浓度（MCHC）				320~360g/L
红细胞比容（Hct）（温氏法）	男		全血	0.40~0.50L/L
	女			0.37~0.48L/L
红细胞沉降率（ESR）（Westergren法）	男			0~15mm/h
	女			0~20mm/h
网织红细胞百分数（Ret%）	新生儿			3%~6%
	儿童及成人			0.5%~1.5%
白细胞（WBC）	新生儿			$(15.0\sim20.0)\times10^{9}/L$
	6个月至2岁时			$(11.0\sim12.0)\times10^{9}/L$
	成人			$(4.0\sim10.0)\times10^{9}/L$
白细胞分类计数百分率	嗜中性粒细胞			50%~70%
	嗜酸性粒细胞（EOS%）			0.5%~5%
	嗜碱性粒细胞（BASO%）			0~1%
	淋巴细胞（LYMPH%）			20%~40%
	单核细胞（MONO%）			3%~8%
血小板计数（PLT）				$(100\sim300)\times10^{9}/L$

二、电解质

指标	标本类型		参考区间
二氧化碳结合力（CO_2-CP）	成人	血清	22~31mmol/L
钾（K）			3.5~5.5mmol/L
钠（Na）			135~145mmol/L
氯（Cl）			95~105mmol/L
钙（Ca）			2.25~2.58mmol/L
无机磷（P）			0.97~1.61mmol/L

三、血脂血糖

指标	标本类型		参考区间
血清总胆固醇（TC）	成人	血清	2.9~6.0mmol/L
低密度脂蛋白胆固醇（LDL-C）（沉淀法）			2.07~3.12mmol/L
血清三酰甘油（TG）			0.56~1.70mmol/L
高密度脂蛋白胆固醇（HDL-C）（沉淀法）			0.94~2.0mmol/L
血清磷脂			1.4~2.7mmol/L
α- 脂蛋白			男性（517±106）mg/L
			女性（547±125）mg/L
血清总脂			4~7g/L
血糖（空腹）（葡萄糖氧化酶法）			3.9~6.1mmol/L
口服葡萄糖耐量试验服糖后 2 小时血糖			< 7.8mmol/L

四、肝功能检查

指标		标本类型	参考区间
总脂酸		血清	1.9~4.2g/L
胆碱酯酶测定（ChE）（比色法）	乙酰胆碱酯酶（AChE）		80000~120000U/L
	假性胆碱酯酶（PChE）		30000~80000U/L
铜蓝蛋白（成人）			0.2~0.6g/L
丙酮酸（成人）			0.06~0.1mmol/L
酸性磷酸酶（ACP）			0.9~1.90U/L
γ- 谷氨酰转移酶（γ-GGT）	男		11~50U/L
	女		7~32U/L

指标			标本类型	参考区间
蛋白质类	蛋白组分	清蛋白（A）	血清	40~55g/L
		球蛋白（G）		20~30g/L
		清蛋白/球蛋白比值		（1.5~2.5）：1
	总蛋白（TP）	新生儿		46.0~70.0g/L
		＞3岁		62.0~76.0g/L
		成人		60.0~80.0g/L
	蛋白电泳（醋酸纤维膜法）	α_1球蛋白		3%~4%
		α_2球蛋白		6%~10%
		β球蛋白		7%~11%
		γ球蛋白		9%~18%
乳酸脱氢酶同工酶（LDiso）（圆盘电泳法）		LD_1		（32.7±4.60）%
		LD_2		（45.1±3.53）%
		LD_3		（18.5±2.96）%
		LD_4		（2.90±0.89）%
		LD_5		（0.85±0.55）%
肌酸激酶（CK）（速率法）		男		50~310U/L
		女		40~200U/L
肌酸激酶同工酶		CK-BB		阴性或微量
		CK-MB		＜0.05（5%）
		CK-MM		0.94~0.96（94%~96%）
		CK-MT		阴性或微量

五、血清学检查

指标	标本类型	参考区间
甲胎蛋白（AFP，αFP）	血清	＜25ng/ml（25μg/L）
小儿（3周~6个月）		＜39ng/ml（39μg/L）
包囊虫病补体结合试验		阴性
嗜异性凝集反应		（0~1）：7
布鲁斯凝集试验		（0~1）：40
冷凝集素试验		（0~1）：10
梅毒补体结合反应		阴性

指标		标本类型	参考区间
补体	总补体活性（CH50）（试管法）	血浆	50~100kU/L
补体经典途径成分	C1q（ELISA 法）	血清	0.18~0.19g/L
	C3（成人）		0.8~1.5g/L
	C4（成人）		0.2~0.6g/L
免疫球蛋白	成人		700~3500mg/L
IgD（ELISA 法）	成人		0.6~1.2mg/L
IgE（ELISA 法）			0.1~0.9mg/L
IgG	成人		7~16.6g/L
IgG/ 白蛋白比值			0.3~0.7
IgG/ 合成率			−9.9~3.3mg/24h
IgM	成人		500~2600mg/L
E– 玫瑰花环形成率		淋巴细胞	0.40~0.70
EAC– 玫瑰花环形成率			0.15~0.30
红斑狼疮细胞（LEC）		全血	阴性
类风湿因子（RF）（乳胶凝集法或浊度分析法）		血清	＜ 20U/ml
外斐反应	OX19		低于 1 : 160
Widal 反应（直接凝集法）	O		低于 1 : 80
	H		低于 1 : 160
	A		低于 1 : 80
	B		低于 1 : 80
	C		低于 1 : 80
结核抗体（TB–G）			阴性
抗酸性核蛋白抗体和抗核糖核蛋白抗体			阴性
抗干燥综合征 A 抗体和抗干燥综合征 B 抗体			阴性
甲状腺胶体和微粒体胶原自身抗体			阴性
骨骼肌自身抗体（ASA）			阴性
乙型肝炎病毒表面抗原（HBsAg）			阴性
乙型肝炎病毒表面抗体（HBsAb）			阴性
乙型肝炎病毒核心抗原（HBcAg）			阴性

指标	标本类型	参考区间
乙型肝炎病毒 e 抗原（HBeAg）	血清	阴性
乙型肝炎病毒 e 抗体（HBeAb）		阴性
免疫扩散法		阴性
植物血凝素皮内试验（PHA）		阴性
平滑肌自身抗体（SMA）		阴性
结核菌素皮内试验（PPD）		阴性

六、骨髓细胞的正常值

指标		标本类型	参考区间
增生程度		骨髓	增生活跃（即成熟红细胞与有核细胞之比约为 20∶1）
粒系细胞分类	原始粒细胞		0~1.8%
	早幼粒细胞		0.4%~3.9%
	中性中幼粒细胞		2.2%~12.2%
	中性晚幼粒细胞		3.5%~13.2%
	中性杆状核粒细胞		16.4%-32.1%
	中性分叶核粒细胞		4.2%~21.2%
	嗜酸性中幼粒细胞		0~1.4%
	嗜酸性晚幼粒细胞		0~1.8%
	嗜酸性杆状核粒细胞		0.2%~3.9%
	嗜酸性分叶核粒细胞		0~4.2%
	嗜碱性中幼粒细胞		0~0.2%
	嗜碱性晚幼粒细胞		0~0.3%
	嗜碱性杆状核粒细胞		0~0.4%
	嗜碱性分叶核粒细胞		0~0.2%
红细胞分类	原始红细胞		0~1.9%
	早幼红细胞		0.2%~2.6%
	中幼红细胞		2.6%~10.7%
	晚幼红细胞		5.2%~17.5%

指标		标本类型	参考区间
淋巴细胞分类	原始淋巴细胞		0~0.4%
	幼稚淋巴细胞		0~2.1%
	淋巴细胞		10.7%~43.1%
单核细胞分类	原始单核细胞		0~0.3%
	幼稚单核细胞		0~0.6%
	单核细胞		0~6.2%
浆细胞分类	原始浆细胞		0~0.1%
	幼稚浆细胞		0~0.7%
	浆细胞	骨髓	0~2.1%
其他细胞	巨核细胞		0~0.3%
	网状细胞		0~1.0%
	内皮细胞		0~0.4%
	吞噬细胞		0~0.4%
	组织嗜碱细胞		0~0.5%
	组织嗜酸细胞		0~0.2%
	脂肪细胞		0~0.1%
分类不明细胞			0~0.1%

七、血小板功能检查

指标		标本类型	参考区间
血小板聚集试验（PAgT）	连续稀释法	血浆	第五管及以上凝聚
	简易法		10~15s 内出现大聚集颗粒
血小板黏附试验（PAdT）	转动法	全血	58%~75%
	玻璃珠法		53.9%~71.1%
血小板第 3 因子		血浆	33~57s

八、凝血机制检查

指标	标本类型	参考区间
凝血活酶生成试验	全血	9~14s
简易凝血活酶生成试验（STGT）		10~14s

指标		标本类型	参考区间
凝血酶时间延长的纠正试验		血浆	加甲苯胺蓝后，延长的凝血时间恢复正常或缩短 5s 以上
凝血酶原时间（PT）		全血	30~42s
凝血酶原消耗时间（PCT）	儿童		> 35s
	成人		> 20s
出血时间（BT）		刺皮血	（6.9±2.1）min，超过 9min 为异常
凝血时间（CT）	毛细管法（室温）	全血	3~7min
	玻璃试管法（室温）		4~12min
	塑料管法		10~19min
	硅试管法（37℃）		15~32min
纤维蛋白原（FIB）		血浆	2~4g/L
纤维蛋白原降解产物（PDP）（乳胶凝聚法）			0~5mg/L
活化部分凝血活酶时间（APTT）			30~42s

九、溶血性贫血的检查

指标		标本类型	参考区间
酸化溶血试验（Ham 试验）		全血	阴性
蔗糖水试验			阴性
抗人球蛋白试验（Coombs 试验）	直接法	血清	阴性
	间接法		阴性
游离血红蛋白			< 0.05g/L
红细胞脆性试验	开始溶血	全血	4.2~4.6g/L NaCl 溶液
	完全溶血		2.8~3.4g/L NaCl 溶液
热变性试验（HIT）		Hb 液	< 0.005
异丙醇沉淀试验		全血	30min 内不沉淀
自身溶血试验			阴性
高铁血红蛋白（MetHb）			0.3~1.3g/L
血红蛋白溶解度试验			0.88~1.02

十、其他检查

指标		标本类型	参考区间
溶菌酶（lysozyme）		血清	0~2mg/L
铁（Fe）	男（成人）		10.6~36.7μmol/L
	女（成人）		7.8~32.2μmol/L
铁蛋白（FER）	男（成人）		15~200μg/L
	女（成人）		12~150μg/L
淀粉酶（AMY）（麦芽七糖法）			35~135U/L
		尿	80~300U/L
尿卟啉		24h 尿	0~36nmol/24h
维生素 B_{12}（$VitB_{12}$）		血清	180~914pmol/L
叶酸（FOL）			5.21~20ng/ml

十一、尿液检查

指标			标本类型	参考区间
比重（SG）			尿	1.015~1.025
蛋白定性	磺基水杨酸			阴性
	加热乙酸法			阴性
蛋白定量（PRO）	儿童		24h 尿	＜ 40mg/24h
	成人			0~80mg/24h
尿沉渣检查	白细胞（LEU）		尿	＜ 5 个 /HP
	红细胞（RBC）			0~3 个 /HP
	扁平或大圆上皮细胞（EC）			少量 /HP
	透明管型（CAST）			偶见 /HP
尿沉渣3h计数	白细胞（WBC）	男	3h 尿	＜ 7 万 /h
		女		＜ 14 万 /h
	红细胞（RBC）	男		＜ 3 万 /h
		女		＜ 4 万 /h
	管型			0/h

指标			标本类型	参考区间
尿沉渣 12h 计数	白细胞及上皮细胞		12h 尿	< 100 万
	红细胞（RBC）			< 50 万
	透明管型（CAST）			< 5 千
	酸度（pH）			4.5~8.0
中段尿细菌培养计数			尿	$< 10^6$ 菌落 /L
尿胆红素定性				阴性
尿胆素定性				阴性
尿胆原定性（UBG）				阴性或弱阳性
尿胆原定量			24h 尿	0.84~4.2μmol/（L·24h）
肌酐（CREA）	成人	男		7~18mmol/24h
		女		5.3~16mmol/24h
肌酸（creatine）	成人	男		0~304μmol/24h
		女		0~456μmol/24h
尿素氮（BUN）				357~535mmol/24h
尿酸（UA）				2.4~5.9 mmol/24h
氯化物（Cl）	成人	以 Cl⁻ 计		170~255mmol/24h
		以 NaCl 计		170~255mmol/24h
钾（K）	成人			51~102mmol/24h
钠（Na）	成人			130~260mmol/24h
钙（Ca）	成人			2.5~7.5mmol/24h
磷（P）	成人			22~48mmol/24h
氨氮				20~70mmol/24h
淀粉酶（Somogyi 法）			尿	< 1000U/L

十二、肾功能检查

指标			标本类型	参考区间
尿素（UREA）			血清	1.7~8.3mmol/L
尿酸（UA）（成人酶法）	成人	男	血清	150~416μmol/L
		女		89~357μmol/L
肌酐（CREA）	成人	男	血清	53~106μmol/L
		女		44~97μmol/L

指标		标本类型	参考区间
浓缩试验	成人	尿	禁止饮水 12h 内每次尿量 20~25ml，尿比重迅速增至 1.026~1.035
	儿童		至少有一次比重在 1.018 或以上
稀释试验			4h 排出所饮水量的 0.8~1.0，而尿的比重降至 1.003 或以下
尿比重 3 小时试验		尿	最高尿比重应达 1.025 或以上，最低比重达 1.003，白天尿量占 24 小时总尿量的 2/3~3/4
昼夜尿比重试验			最高比重＞1.018，最高与最低比重差≥0.009，夜尿量＜750ml，日尿量与夜尿量之比为（3~4）：1
酚磺肽（酚红）试验（FH 试验）	静脉滴注法		15min 排出量＞0.25
			120min 排出量＞0.55
	肌内注射法		15min 排出量＞0.25
			120min 排出量＞0.05
内生肌酐清除率（Ccr）	成人	24h 尿	80~120ml/min
	新生儿		40~65ml/min

十三、妇产科妊娠检查

指标			标本类型	参考区间
绒毛膜促性腺激素（hCG）			尿或血清	阴性
绒毛膜促性腺激素（HCG STAT）（快速法）	男（成人）		血清，血浆	无发现
	女（成人）	妊娠 3 周		5.4~7.2IU/L
		妊娠 4 周		10.2~708IU/L
		妊娠 7 周		4059~153767IU/L
		妊娠 10 周		44186~170409IU/L
		妊娠 12 周		27107~201615IU/L
		妊娠 14 月		24302~93646IU/L
		妊娠 15 周		12540~69747IU/L
		妊娠 16 周		8904~55332IU/L
		妊娠 17 周		8240~51793IU/L
		妊娠 18 周		9649~55271IU/L

十四、粪便检查

指标	标本类型	参考区间
胆红素（IBL）	粪便	阴性
氮总量		< 1.7g/24h
蛋白质定量（PRO）		极少
粪胆素		阴性
粪胆原定量	粪便	68~473μmol/24h
粪重量		100~300g/24h
细胞		上皮细胞或白细胞偶见 /HP
潜血		阴性

十五、胃液分析

指标		标本类型	参考区间
胃液分泌总量（空腹）		胃液	1.5~2.5L/24h
胃液酸度（pH）			0.9~1.8
五肽胃泌素胃液分析	空腹胃液量		0.01~0.10L
	空腹排酸量		0~5mmol/h
	最大排酸量		3~23mmol/L
细胞			白细胞和上皮细胞少量
细菌			阴性
性状			清晰无色，有轻度酸味含少量黏液
潜血			阴性
乳酸（LACT）			阴性

十六、脑脊液检查

指标		标本类型	参考区间
压力（卧位）	成人	脑脊液	80~180mmH$_2$O
	儿童		40~100mmH$_2$O
性状			无色或淡黄色
细胞计数			（0~8）×10^6/L（成人）
葡萄糖（GLU）			2.5~4.4mmol/L
蛋白定性（PRO）			阴性

指标			标本类型	参考区间
蛋白定量（腰椎穿刺）			脑脊液	0.2~0.4g/L
氯化物（以氯化钠计）	成人			120~130mmol/L
	儿童			111~123mmol/L
细菌				阴性

十七、内分泌腺体功能检查

指标			标本类型	参考区间
血促甲状腺激素（TSH）（放免法）			血清	2~10mU/L
促甲状腺激素释放激素（TRH）				14~168pmol/L
促卵泡成熟激素 （FSH）	男		24h尿	3~25mU/L
	女	卵泡期		5~20IU/24h
		排卵期		15~16IU/24h
		黄体期		5~15IU/24h
		月经期		50~100IU/24h
促卵泡成熟激素 （FSH）	男		血清	1.27~19.26IU/L
	女	卵泡期		3.85~8.78IU/L
		排卵期		4.54~22.51IU/L
		黄体期		1.79~5.12IU/L
		绝经期		16.74~113.59IU/L
促肾上腺皮质激素 （ACTH）	上午 8:00		血浆	25~100ng/L
	下午 18:00			10~80ng/L
催乳激素（PRL）	男		血清	2.64~13.13µg/L
	女	绝经前 （＜50岁）		3.34~26.72µg/L
		黄体期 （＞50岁）		2.74~19.64µg/L
黄体生成素（LH）	男			1.24~8.62IU/L
	女	卵泡期		2.12~10.89IU/L
		排卵期		19.18~103.03IU/L
		黄体期		1.2~12.86IU/L
		绝经期		10.87~58.64IU/L

指标			标本类型	参考区间
抗利尿激素（ADH）（放免）			血浆	1.4~5.6pmol/L
生长激素（GH）（放免法）	成人	男	血清	< 2.0μg/L
		女		< 10.0μg/L
	儿童			< 20.0μg/L
反三碘甲腺原氨酸（rT₃）（放免法）				0.2~0.8nmol/L
基础代谢率（BMR）			—	−0.10~+0.10（−10%~+10%）
甲状旁腺激素（PTH）（免疫化学发光法）			血浆	12~88ng/L
甲状腺 ^{131}I 吸收率	3h ^{131}I 吸收率		—	5.7%~24.5%
	24h ^{131}I 吸收率		—	15.1%~47.1%
总三碘甲腺原氨酸（TT₃）			血清	1.6~3.0nmol/L
血游离三碘甲腺原氨酸（FT₃）				6.0~11.4pmol/L
总甲状腺素（TT₄）				65~155nmol/L
游离甲状腺素（FT₄）（放免法）				10.3~25.7pmol/L
儿茶酚胺总量			24h 尿	71.0~229.5nmol/24h
香草扁桃酸	成人			5~45μmol/24h
游离儿茶酚胺	多巴胺		血浆	血浆中很少被检测到
	去甲肾上腺素（NE）			0.177~2.36pmol/L
	肾上腺素（AD）			0.164~0.546pmol/L
血皮质醇总量	上午 8:00			140~630nmol/L
	下午 16:00			80~410nmol/L
5-羟吲哚乙酸（5-HIAA）	定性		新鲜尿	阴性
	定量		24h 尿	10.5~42μmol/24h
尿醛固酮（ALD）				普通饮食：9.4~35.2nmol/24h
血醛固酮（ALD）	普通饮食（早6时）	卧位	血浆	（238.6 ± 104.0）pmol/L
		立位		（418.9 ± 245.0）pmol/L
	低钠饮食	卧位		（646.6 ± 333.4）pmol/L
		立位		（945.6 ± 491.0）pmol/L
肾小管磷重吸收率			血清/尿	0.84~0.96
肾素	普通饮食	立位	血浆	0.30~1.90ng/（ml·h）
		卧位		0.05~0.79ng/（ml·h）
	低钠饮食	卧位		1.14~6.13ng/（ml·h）

指标			标本类型	参考区间
17- 生酮类固醇	成人	男	24h 尿	34.7~69.4μmol/24h
		女		17.5~52.5μmol/24h
17- 酮类固醇总量（17-KS）	成人	男		34.7~69.4μmol/24h
		女		17.5~52.5μmol/24h
血管紧张素Ⅱ（AT-Ⅱ）		立位	血浆	10~99ng/L
		卧位		9~39ng/L
血清素（5- 羟色胺）（5-HT）			血清	0.22~2.06μmol/L
游离皮质醇			尿	36~137μg/24h
（肠）促胰液素			血清、血浆	（4.4±0.38）mg/L
胰高血糖素	空腹		血浆	空腹：17.2~31.6pmol/L
葡萄糖耐量试验（OGTT）	口服法	空腹	血清	3.9~6.1mmol/L
		60min		7.8~9.0mmol/L
		120min		< 7.8mmol/L
		180min		3.9~6.1mmol/L
C 肽（C-P）	空腹			1.1~5.0ng/ml
胃泌素			血浆空腹	15~105ng/L

十八、肺功能

指标		参考区间
潮气量（TC）	成人	500ml
深吸气量（IC）	男性	2600ml
	女性	1900ml
补呼气容积（ERV）	男性	910ml
	女性	560ml
肺活量（VC）	男性	3470ml
	女性	2440ml
功能残气量（FRC）	男性	（2270±809）ml
	女性	（1858±552）ml
残气容积（RV）	男性	（1380±631）ml
	女性	（1301±486）ml

指标			参考区间
静息通气量（VE）		男性	（6663±200）ml/min
		女性	（4217±160）ml/min
最大通气量（MVV）		男性	（104±2.71）L/min
		女性	（82.5±2.17）L/min
肺泡通气量（VA）			4L/min
肺血流量			5L/min
通气/血流（V/Q）比值			0.8
无效腔气/潮气容积（VD/VT）			0.3~0.4
弥散功能（CO吸入法）			198.5~276.9ml/（kPa·min）
气道阻力			1~3cmH$_2$O/（L·s）

十九、前列腺液及前列腺素

指标			标本类型	参考区间
性状				淡乳白色，半透明，稀薄液状
细胞	白细胞（WBC）			＜10个/HP
	红细胞（RBC）			＜5个/HP
	上皮细胞		前列腺液	少量
淀粉样小体				老年人易见到，约为白细胞的10倍
卵磷脂小体				多量，或可布满视野
量				数滴至1ml
前列腺素（PG）（放射免疫法）	PGA	男		13.3±2.8nmol/L
		女		11.5±2.1nmol/L
	PGE	男	血清	4.0±0.77nmol/L
		女		3.3±0.38nmol/L
	PGF	男		0.8±0.16nmol/L
		女		1.6±0.36nmol/L

二十、精液

指标	标本类型	参考区间
白细胞	精液	< 5 个 /HP
活动精子百分率		射精后 30~60min 内精子活动率为 80%~90%，至少 > 60%
精子数		39×10^6/ 次
正常形态精子		> 4%
量		每次 1.5~6.0ml
黏稠度		呈胶冻状，30min 后完全液化呈半透明状
色		灰白色或乳白色，久未排精液者可为淡黄色
酸碱度（pH）		7.2~8.0

《当代中医专科专病诊疗大系》
参 编 单 位

总主编单位

开封市中医院   广州中医药大学第一附属医院

海南省中医院   广东省中医院

河南中医药大学   四川省第二中医医院

执行总主编单位

首都医科大学附属北京中医医院 北京中医药大学深圳医院（龙岗）

中国中医科学院广安门医院   北京中医药大学

安阳职业技术学院   云南省中医医院

常务副总主编单位

中国中医科学院西苑医院   沈阳药科大学

吉林省辽源市中医院   中国中医科学院望京医院

江苏省中西医结合医院   河南中医药大学第一附属医院

中国中医科学院眼科医院   山东中医药大学第二附属医院

北京中医药大学东方医院   四川省中医药科学院中医研究所

山西省中医院   北京中医药大学厦门医院

副总主编单位

辽宁中医药大学附属第二医院 包头市蒙医中医医院

河南大学中医院   重庆中医药学院

浙江中医药大学附属第三医院 天水市中医医院

新疆哈密市中医院（维吾尔医医院） 中国中医科学院西苑医院济宁医院

河南省中医糖尿病医院   黄冈市中医医院

贵州中医药大学

广西中医药大学第一附属医院

辽宁中医药大学第一附属医院

南京中医药大学

三亚市中医院

辽宁中医药大学

辽宁省中医药科学院

青海大学

黑龙江省中医药科学院

湖北中医药大学附属医院

湖北省中医院

安徽中医药大学第一附属医院

汝州市中西医结合医院

湖南中医药大学附属醴陵医院

湖南医药学院

湖南中医药大学

咸宁市中医医院

中国中医科学院

南阳理工学院张仲景国医国药学院

长垣中西医结合医院

成都中医药大学附属医院

成都中医药大学第二附属医院

兰州市中医医院

扬州市中医院

高安市中医医院

馆陶县中医医院

江西中医药大学

辽宁中医药大学附属第三医院

盐城市中医院

河南省人民医院

云南中医药大学

常务编委单位
（按首字拼音排序）

安钢职工总医院

安徽中医药大学第二附属医院

安阳市中西医结合医院

安阳市中医院

安阳市肿瘤医院

百色市中医医院

北海市中医医院

北京市昌平区中西医结合医院

北京市平谷区中医医院

北京中医药大学第三附属医院

澄迈县中医院

赤水市中医医院

重庆市北碚区中医院

重庆市中医院

重庆医科大学中医药学院

重庆医药高等专科学校

重庆中医药学院第一临床学院

德江县民族中医医院

防城港市中医医院

福建中医药大学附属康复医院

广西中医药大学

广西中医药大学第一附属医院（仙葫院区）

广元市中医医院

桂林市中医医院

海口市中医医院

171

河南省骨科医院

河南省洛阳正骨医院

河南省中西医结合儿童医院

河南省中医药研究院

河南省中医院

河南中医药大学第二附属医院

河南中医药大学第三附属医院

南昌市洪都中医院

南京市中医院

黑龙江省中医医院

湖北省妇幼保健院

湖北省中医院

湖南中医药大学第一附属医院

黄河科技学院附属医院

江苏省中西医结合医院

焦作市中医院

开封市第二中医院

开封市儿童医院

开封市光明医院

开封市中心医院

来宾市中医医院

兰州市西固区中医院

梨树县中医院

辽宁省肛肠医院

聊城市中医医院

洛阳市中医院

南京市溧水区中医院

南京中医药大学苏州附属医院

南阳市骨科医院

南阳张仲景健康养生研究院

南阳仲景书院

内蒙古医科大学

宁波市中医院

宁夏回族自治区中医医院暨中医研究院

宁夏医科大学附属银川市中医医院

平顶山市第二人民医院

平顶山市中医医院

钦州市中医医院

青海大学医学院

山西中医药大学

陕西省中医药研究院

陕西省中医医院

陕西中医药大学第二附属医院

上海市浦东新区光明中医医院

上海中医药大学附属岳阳中西医结合医院

上海中医药大学附属上海市中西医结合医院

上海中医药大学针灸推拿学院

深圳市中医院

沈阳市第二中医医院

苏州市中西医结合医院

天津市中医药研究院附属医院

天津武清泉达医院

天津医科大学总医院

田东县中医医院

温州市中西医结合医院

梧州市中医医院

武穴市中医医院

徐州市中医院

义乌市中医医院

银川市中医医院

英山县人民医院

张家港市中医医院

长春中医药大学附属医院
浙江省中医药研究院基础研究所
镇江市中医院
郑州大学第二附属医院
郑州大学第三附属医院

郑州大学第一附属医院
郑州市中医院
中国疾病预防控制中心传染病预防控制所
中国中医科学院针灸研究所

编委单位
（按首字拼音排序）

安阳市人民医院
鞍山市中医院
白城中医院
北海市人民医院
北京市海淀区医疗资源统筹服务中心
重庆两江新区中医院
重庆市江津区中医院
东港市中医院
福建省立医院
福建中医药大学附属第三人民医院
福建中医药大学附属人民医院
福建中医药大学国医堂
福建中医药大学中医学院
广西中医药大学第一附属医院仁爱分院
广西中医药大学附属国际壮医医院
贵州省第二人民医院
合浦县中医医院
河南科技大学第一附属医院
河南省立眼科医院
河南省眼科研究所
河南省职业病医院
河南医药健康技师学院
鹤壁职业技术学院医学院
滑县中医院

滑县第三人民医院
焦作市儿童医院
焦作市妇女儿童医院
焦作市妇幼保健院
开封市妇幼保健院
开封市苹果园卫生服务中心
开封市中医肛肠病医院
林州市中医院
灵山县中医医院
隆安县中医医院
那坡县中医医院
南乐县中医院
南乐益民医院
南乐中医肛肠医院
南宁市武鸣区中医医院
南阳名仁中医院
南阳市中医院
宁夏回族自治区中医医院
平顶山市第一人民医院
平南县中医医院
濮阳市第五人民医院
濮阳市中医医院
日照市中医医院
融安县中医医院

三门峡市中医院　　　　　　　　邢台市中医院

厦门市中医院　　　　　　　　　兴安界首骨伤医院

陕西省中医药研究院　　　　　　兴化市人民医院

商水县中医院　　　　　　　　　沂源县中医医院

上海仁爱医院　　　　　　　　　长治市上党区中医院

石家庄市中医院　　　　　　　　昭通市中医医院

天门市中医医院　　　　　　　　郑州大学第五附属医院

尉氏县中医院　　　　　　　　　郑州市金水区总医院

温县中医院　　　　　　　　　　郑州澍青医学高等专科学校

温州市中医院　　　　　　　　　中国人民解放军陆军第 83 集团军医院

湘潭市中医医院　　　　　　　　中国中医科学院中医临床基础医学研究所

新乡市中医院　　　　　　　　　珠海市中西医结合医院

新乡医学院第三附属医院